AF476261

DE L'INFLUENCE
DE L'ACCOUCHEMENT ANORMAL

SUR LE DÉVELOPPEMENT

DES TROUBLES CÉRÉBRAUX DE L'ENFANT

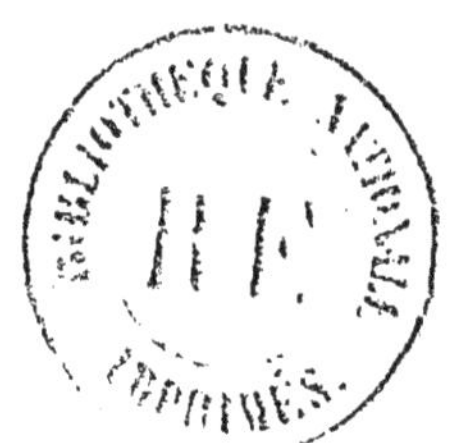

PAR

Le Dr Paul TISSIER

Ancien interne des hôpitaux de Paris

PARIS

G. STEINHEIL, ÉDITEUR

2, RUE CASIMIR-DELAVIGNE, 2

1899

DE L'INFLUENCE

DE L'ACCOUCHEMENT ANORMAL

SUR LE DÉVELOPPEMENT

DES TROUBLES CÉRÉBRAUX DE L'ENFANT

IMPRIMERIE A.-G. LEMALE, HAVRE

DE L'INFLUENCE
DE L'ACCOUCHEMENT ANORMAL
SUR LE DÉVELOPPEMENT
DES TROUBLES CÉRÉBRAUX DE L'ENFANT

PAR

Le Dr Paul TISSIER

Ancien interne des hôpitaux de Paris

PARIS

G. STEINHEIL, ÉDITEUR

2, RUE CASIMIR-DELAVIGNE, 2

1899

A LA MÉMOIRE DE MON PÈRE

LE DOCTEUR ACHILLE TISSIER

Puisque c'est l'usage, à la fin des études, de rendre hommage aux maîtres qui ont dirigé notre éducation médicale, nous sommes heureux de nous acquitter de ce devoir.

Avant tous les autres, nous voulons inscrire le nom de M. le doyen Brouardel. Depuis l'année 1892 que nous avons passée dans son service en qualité d'externe, M. Brouardel n'a cessé de nous témoigner le plus bienveillant intérêt. Nous avons pu apprécier en de fréquentes circonstances quel est son dévouement éclairé à tout ce qui touche les études médicales et les étudiants. Il a bien voulu nous donner une preuve nouvelle de sa sollicitude en acceptant la présidence de notre thèse. Nous sommes heureux de placer ce travail sous son patronage, et de lui exprimer notre gratitude vive et respectueuse.

Pendant notre première année d'externat à St-Louis, nous avons appris à connaître les maladies de la peau par les enseignements précieux de M. Besnier, qui nous a toujours témoigné une bienveillance que nous n'oublions pas.

Nous avons pu, pendant cette année, profiter aussi des savantes leçons de M. le Dr Brocq qui a suppléé M. Besnier dans son service.

Notre seconde année d'externat s'est écoulée dans le service médical de M. le Dr Barth, à l'hôpital Broussais. L'enseignement clinique de M. Barth nous a rendu les plus grands services; nous lui devons la plus ferme base de nos connaissances en médécine générale et nous tenons à le remercier particulièrement des leçons qu'il nous a données.

Pendant l'année que nous avons passée à la Charité, dans le service médical de M. Brouardel, nous avons eu la bonne fortune d'avoir successivement pour maîtres M. Legendre, M. Œttinger et M. Bourcy ; nous gardons le meilleur souvenir de leur enseignement éclairé et plein de cordialité.

M. le Professeur Berger fut, en 1893, notre chef de service à Lariboisière. Nous lui devons nos premières connaissances chirurgicales, et surtout l'exemple d'une conscience éclairée et prudente, plus précieuse aux malades que toutes les audaces chirurgicales. Nous n'oublierons pas plus ses leçons scientifiques que son exemple professionnel.

A l'hôpital Trousseau, M. le Dr Sevestre fut pour nous un maître bienveillant qui nous a donné nos meilleures connaissances en médecine infantile. Quand il quitta l'hôpital Trousseau, M. le Dr Josias le remplaça auprès de nous et continua ses excellentes leçons.

Notre première année d'internat s'est écoulée à Bicêtre, dans le service de M. le Dr Bourneville. Nous y sommes revenu chercher les éléments de notre thèse. Nous devons donc à notre maître la plus grande reconnaissance, autant pour l'enseignement qu'il nous a donné que pour les inépuisables ressources accumulées dans son service par ses patientes recherches et qu'il a bien voulu mettre à notre disposition.

M. le Dr Marchand nous a familiarisé, dans son service de l'hôpital Saint-Louis, avec la pratique des opérations chirurgicales. Nous avons aussi tiré le plus grand parti de son enseignement clinique et nous sommes heureux de le remercier de ses bonnes leçons.

M. le Dr Gouguenheim nous a appris, avec sa compétence spéciale et sa longue expérience, la pratique de la laryngologie, en même temps qu'il nous laissait la plus large initiative dans son service de maladies générales à l'hôpital Lariboisière. Nous avons trouvé, autant dans son service spécial que dans son service de médecine, les plus utiles éléments d'étude.

Notre dernière année d'internat s'est écoulée à l'hôpital Lariboisière, dans le service de notre excellent maître, M. le Dr Peyrot ; nous avons pour lui la plus vive reconnaissance. Sa perspicacité clinique, son habileté opératoire, son activité consciencieuse s'exerçant dans un champ aussi riche que l'est son service de Lariboisière, ont fait de cette dernière année d'études l'une des plus fécondes. Notre maître peut aussi être assuré que nous n'oublierons pas plus son enseignement que sa sollicitude à notre égard.

M. le Dr Guinard, qui fut l'assistant de M. Peyrot, a joint ses conseils cordiaux et éclairés à l'enseignement de notre maître. M. Guinard peut être certain que nous gardons le meilleur souvenir des mois que nous avons passés auprès de lui et de la sympathie qu'il nous a témoignée. Il a été remplacé auprès de M. Peyrot par notre ami M. Souligoux, que nous sommes heureux d'avoir eu pour chef.

Nous avons enfin appris la pratique des accouchements sous l'habile direction de M. le Dr Maygrier, à la Maternité de Lariboisière. M. Bonnaire, qui lui a succédé dans ce service, a bien voulu nous y accueillir ensuite et nous encourager dans le choix de notre thèse. M. le professeur Pinard nous a fourni des indications et des documents importants pour ce travail. Nous leur devons de sincères remerciements.

Puisque nous venons de rappeler les souvenirs de nos années d'études, nous ne pouvons nous défendre d'inscrire ici le nom de l'Association des Étudiants de Paris. Nous avons trouvé dans ses bibliothèques de précieux moyens de travail et dans ses membres de sincères amis qui nous ont longtemps confié l'honneur de les représenter. L'Association des Étudiants nous a laissé trop d'impressions profondes pour que nous ne lui adressions pas un souvenir ému, en terminant nos études.

DE L'INFLUENCE
DE L'ACCOUCHEMENT ANORMAL
SUR LE DÉVELOPPEMENT
DES TROUBLES CÉRÉBRAUX DE L'ENFANT

CHAPITRE PREMIER

Historique et définition du sujet.

En 1862, Little, chirurgien du London-Hospital, présentait à la Société obstétricale de Londres, un mémoire intitulé : *Sur l'influence de l'accouchement anormal, du travail difficile, de l'accouchement prématuré et de l'asphyxie des nouveau-nés, sur l'état mental et physique de l'enfant et spécialement dans ses rapports avec les difformités.* Ce titre donnerait à penser que toutes les dégénérescences mentales, ainsi que toutes les paralysies flasques et spasmodiques d'origine centrale ou périphérique, sont passées en revue dans ce mémoire ; mais l'éminent chirurgien, après des considérations générales du plus haut intérêt sur l'action pathogénique des accouchements anormaux, restreint son étude à un groupe d'accidents caractérisés essentiellement par la paralysie spasmodique généralisée ou localisée aux membres inférieurs. Little signale lui-même que « Dugès est le seul qui ait énoncé clairement que l'hémiplégie et l'idiotie pouvaient survenir à la suite des traumatismes de l'accouchement ». Tous les auteurs avaient, jusque-là, gardé le silence à ce sujet : Jadelot, Cruveilhier, Kennedy, Hecker, Weber, trouvant dans leurs autopsies de vastes hémorrhagies méningées, consécutives à de violentes manœuvres obstétricales, concluaient que les traumatismes de l'accouchement causaient ou bien des hémorrhagies méningées incompatibles avec l'existence, ou bien des apoplexies capillaires insignifiantes disparaissant sans laisser de trace. Pourtant Brachet (*Traité des convulsions des enfants*) signale « que tous les enfants nés après un travail difficile ou dystocique sont, sans exception, exposés à de fréquentes convulsions ». — Enfin, Crichton Browne, plus affirmatif, attribue l'idiotie au travail difficile.

Little conclut que « les lésions graves causées par la compression mécanique, les lacérations et les hémorrhagies étendues donnent lieu à une déformation du crâne, à l'atrophie des portions lésées du cerveau, et sont la cause de beaucoup de cas décrits sous le nom d'idiotie congénitale ». D'autre part, envisageant les cas moins graves, il dit : « à la suite de l'asphyxie et de la faiblesse congénitale, il peut se produire des hémorrhagies capillaires ou des épanchements sanguins au cerveau ; les lésions évoluent ensuite dans le tissu nerveux, et le degré et la variété du trouble des fonctions cérébrales sont dus à l'importance et à la localisation de ces hémorrhagies ». Little estime donc que les troubles cérébraux les plus variés peuvent survenir à la suite de l'accouchement anormal; et par accouchement anormal il entend : « présentation anormale, rigidité des parois maternelles, accouchement au forceps, version, présentation de l'épaule, travail prématuré, circulaire du cordon autour du cou, procidence du cordon au devant de la tête ». — Ces phrases de Little vont nous servir à définir et à limiter notre sujet.

A la suite de Little et des travaux presque concomitants de Delpech et de Heine sur la paralysie spasmodique, une longue discussion encore ouverte s'engagea entre les neuropathologistes sur les symptômes et les lésions propres à la maladie ou syndrome de Little. L'étiologie obstétricale a servi de base à de nouvelles classifications des accidents observés, et nous reviendrons sur ce point quand nous étudierons en particulier le rôle des anomalies de la parturition dans la production des paralysies spasmodiques infantiles ; pour l'instant, nous ne voulons qu'envisager la question dans son ensemble, et établir son cadre.

L'idiotie, telle que l'a définie et écrite Esquirol, est plutôt un symptôme ou un syndrome qu'une maladie. Tous les aliénistes qui l'ont étudiée, l'ont présentée comme la manifestation de lésions cérébrales très différentes. Successivement, Ferrus, Calmeil, Belhomme, Delassiauve, Morel, Moréau, de Tours, Séguin, Dagonet, Bourneville, Chambard, J. Voisin, Sollier, en France ; Schüle, Griesieger, Ireland, Hermann Piper, Casati, à l'étranger, considèrent la question sous le même aspect et lui donnent la même étendue. Nous suivons donc la tradition classique en nous tenant à la définition adoptée par M. Chaslin : « L'idiotie est l'état d'un « individu dont le développement physique est inférieur à la « normale, ayant été arrêté ou entravé plus ou moins com« plètement, avec ou sans perversion, par suite de troubles « de développement cérébraux d'origine diverse. » Notre maître, M. Bourneville, donne de l'idiotie une classification anatomo-pathologique extrêmement complète où nous trouvons énumérées toutes les lésions capables de produire chez l'enfant les troubles mentaux de l'idiotie, dite symptomatique. Sommes-nous en droit d'admettre, à côté de cette idiotie symptomatique, une idiotie dite essentielle, sans lésions ? Il est certain que nous avons trouvé, dans les autopsies que nous avons pratiquées à Bicêtre, plusieurs cas où l'examen macroscopique du cerveau et des méninges ne révélait aucune lésion appréciable ; et nous avons été à même d'en relever de nombreux exemples dans les relations des autopsies faites depuis 1880 par M. Bourneville lui-même. Mais nous n'en conclurons pas qu'il s'agit là d'une véritable idiotie idiopathique sans lésions ; nous sommes persuadé, avec M. Bourneville, que s'il n'existe pas de lésions macroscopiques, c'est que les troubles cérébraux ont été l'effet d'une lésion microscopique non encore décelée. Telle est l'interprétation que nous donnerons au cours de ce travail aux cas d'idiotie sans lésions que nous pourrons rencontrer.

Nous sommes dès maintenant en possession de la plupart des éléments de notre travail. Nous ne voulons plus ajouter qu'un mot touchant l'épilepsie. L'épilepsie dite symptomatique causée par l'une des lésions cérébrales énumérées plus haut et accompagnée d'idiotie, rentre indiscutablement dans le cadre d'une étude sur l'étiologie des troubles cérébraux de l'enfant ; mais devons-nous ranger auprès d'elle l'épilepsie dite essentielle, non accompagnée de troubles mentaux en dehors des crises ? Avec la grande majorité des auteurs contemporains, nous croyons en avoir le droit.

Tout ce que nous pourrons faire, c'est étudier séparément les épileptiques idiots ou arriérés, et les épileptiques simples chez qui les troubles mentaux sont absents.

Nous grouperons donc les maladies dont nous avons relevé l'histoire clinique dans les classes suivantes :

1° Idiotie simple (symptomatique ou sans lésions appréciables);

2° Épilepsie accompagnée d'arriération mentale ou d'idiotie ;

3° Épilepsie simple ;

4° Paraplégie et paralysie généralisée accompagnées ou non de troubles mentaux ou d'épilepsie ;

5° Hémiplégie accompagnée ou non de troubles mentaux ou de crises épileptiques ;

6° Hydrocéphalie, quels que soient les symptômes concomitants ;

7° Myxœdème.

Nous avons cru devoir réserver une classe particulière aux hydrocéphalies, non pas seulement parce qu'on les décrit d'ordinaire à part, bien qu'elles ne semblent pas constituer une véritable entité morbide, mais aussi parce qu'il nous a paru intéressant de rechercher si l'accouchement n'aurait pas un rôle pathogénique dans ces lésions très spéciales. Par contre, nous avons confondu les microcéphales avec les idiots simples, épileptiques ou paralysés, la dimension du crâne ne nous semblant pas un élément d'appréciation suffisant et suffisamment net. Nous n'avons pas besoin de dire que les paralysies dites obstétricales des nouveau-nés relevant d'une cause périphérique, ne trouveront pas place dans cet examen.

Tels sont les accidents sur lesquels nous avons porté nos recherches, estimant que leur origine obstétricale crée entre eux une parenté que Little nous semble avoir indiquée en disant : « Les lésions hémorrhagiques évoluent dans le tissu nerveux, et le degré et la variété du trouble des fonctions cérébrales sont dus à l'importance et à la localisation de ces lésions. » Troubles intellectuels, troubles moteurs paralytiques, troubles dynamiques convulsifs, tous ces accidents d'origine cérébrale apparaissent et se combinent suivant le degré et le siège des lésions, et ce n'est que par une vue d'ensemble que nous pourrons nous rendre un compte exact de l'importance des traumatismes obstétricaux pour la santé ultérieure de l'enfant.

Nous ne connaissons, en France, aucune statistique générale publiée à ce sujet. M. Bourneville a signalé l'influence de l'accouchement anormal sur le développement de l'idiotie au cours des comptes rendus annuels qu'il publie, avec ses élèves, sur les malades de son service.

A l'étranger, R. Mitschell a publié une statistique portant sur 497 cas d'idiotie. Chez 57 malades, il a relevé un traumatisme obstétrical. La proportion établie par R. Mitschell est donc de 11,4 traumatismes obstétricaux pour 100 malades.

Langdon Down a publié une statistique de 2,000 cas, portant sur un espace de 18 années. Il pense que les jumeaux sont exposés à l'idiotie par suite de la compression que leur tête peut subir dans l'utérus ; de même les premiers nés qui, selon lui, sont dans la proportion de 24 pour 100 idiots et dont la tête doit vaincre une plus grande résistance de la part de l'organisme maternel. Nous discuterons ces opinions plus loin ; mais nous ne voulons pas tenir plus grand compte de ces statistiques dont les résultats sont bien souvent contradictoires avec les nôtres. Tout dépend, dans les statistiques, des conditions dans lesquellas elles sont relevées ; c'est pourquoi nous tiendrons à exposer scrupuleusement les précautions dont nous nous sommes entouré.

Notre statistique personnelle porte sur 900 cas ; 550 de ces malades sont vivants ; 160 appartiennent à des filles, 390 à des garçons.

Tous ces enfants sont actuellement soignés dans le service de M. Bourneville, à Bicêtre.

Les 350 autres cas sont fournis par les malades morts dans ce service depuis l'année 1883. Les observations de ces malades ont été toutes prises au début par M. Bourneville lui-même, et, dans les dernières années, par ses internes, puis revues par lui. Les questions les plus précises sont posées aux parents de l'enfant sur l'hérédité paternelle et maternelle, sur les grossesses de la mère et le sort des autres enfants, sur la conception et la gestation du malade, sur tous les détails de l'accouchement sans exception, enfin, sur le début et l'évolution des accidents.

Nous avons pu relever ainsi :

1° Le nombre d'accouchements normaux.

2° Le nombre d'accouchements anormaux.

3° Les accouchements prématurés.

4° Les applications de forceps.

5° Les versions.

6° Les présentations anormales (siège, épaule ou face).

7° Les grossesses gémellaires.

8° Les accouchements longs et pénibles.

9° Les circulaires du cordon.

10° Les cas d'asphyxie à la naissance.

11° Le nombre des premiers nés.

Après étude des anomalies présentées, nous avons établi la proportion globale des accouchements anormaux et nous l'avons comparée à la statistique des accouchements d'enfants sains dressée dans le service de M. Pinard, à la Maternité Baudelocque. L'exposé de ces résultats occupera un premier chapitre.

Passant à l'étude de l'influence de l'accouchement anormal dans l'étiologie de chaque maladie en cause, nous avons pris à part les idioties, les épilepsies, les paralysies, les hydrocéphalies ; nous avons cherché les cas les plus intéressants dont nous avons relevé l'observation sommaire, en ayant soin de faire entrer en ligne de compte les tares héréditaires du malade ; nous avons enfin dressé le bilan particulier des *cas obstétricaux* de chaque maladie, avec les preuves à l'appui. Cet exposé occupe les quatre chapitres suivants.

Prenant ensuite pour point de départ non plus les accidents cérébraux consécutifs, mais les causes obstétricales qui pouvaient entrer en ligne de compte, nous avons étudié l'influence pathogénique de chaque anomalie de l'accouchement sur la production de chaque trouble cérébral.

Nous avons enfin cherché le mode d'action général de tous ces traumatismes obstétricaux en tenant grand compte d'une donnée jusqu'ici négligée : les dystrophies héréditaires créées par l'intoxication des parents du malade. Ces considérations et nos conclusions occupent les derniers chapitres de ce travail.

Nous ne nous faisons pas illusion sur la valeur de ces résultats, elle n'est pas absolue. Pour être telle, il faudrait que le même médecin connût parfaitement la santé des parents, eût assisté à l'accouchement et eût suivi toutes les phases du développement pathologique de l'enfant. Mais où trouver de pareilles conditions ? C'est pourquoi nous avons cherché, pour diminuer les causes d'erreur, à multiplier le nombre des renseignements faciles à apprécier, en même temps que le nombre des malades observés. Nous croyons que nos 900 observations sont un chiffre suffisant pour servir de base à des conclusions vraies dans leur ensemble, sinon rigoureuses dans les cas particuliers.

Aussi l'exposé des faits tiendra-t-il la plus grande place aux dépens des théories pathogéniques que nous n'avons pas la prétention de donner comme absolues.

CHAPITRE II

Résultats généraux.

Sur les 900 malades atteints de troubles cérébraux dont nous avons relevé les antécédents, nous avons trouvé les résultats suivants :

Sur 900 malades :

665 accouchements normaux.
245 — anormaux.

Nous avons déjà dit ce que nous entendions par accouchement anormal ou anomalies de l'accouchement. Nous n'avons pas compris dans ces cas les circulaires du cordon non accompagnées d'asphyxie ni les accouchements longs non suivis d'accidents convulsifs ou asphyxiques.

Nous trouvons une proportion de 27 accouchements anormaux pour 100 malades, bien plus forte que la proportion de 11,4 pour 100 donnée par R. Mitschel.

En examinant de plus près les 245 cas où nous avons relevé des anomalies de l'accouchement, nous avons jugé que, sans nul doute, 44 d'entre eux n'offraient aucune relation apparente entre l'accident obstétrical et le début des troubles cérébraux. Déduction faite de ces 44 cas négatifs, il nous reste *201 cas sur 900 où l'anomalie de l'accouchement peut être rendue responsable d'accidents ultérieurs ;* soit une proportion de 22 pour 100.

Si maintenant nous consultons la statistique de la Maternité Baudelocque établie pour l'année 1894, prise au hasard, nous trouvons que, pour 1,990 enfants sortis vivants de l'hôpital, 232 ont subi un accouchement anormal (couches prématurées à 8 mois et au-dessous, forceps, versions, grossesses doubles, présentations anormales). La proportion globale serait donc de 11,65 pour 100. Nous n'avons pas tenu compte des accouchements prématurés au cours du neuvième mois, car si la date de la grossesse est justement appréciée à la clinique Baudelocque, il n'en est plus de même chez les mères des enfants dégénérés qui nous fournissent des renseignements ; un écart de 2 ou 3 semaines échappe à leur jugement. Établissant dans les 2 cas notre limite à 8 mois, nous évitons la plus grande part de cette erreur.

Les accouchements anormaux semblent donc être deux fois et demie plus nombreux chez les idiots que chez les enfants sains.

Pourtant malgré l'appui qu'apporte à notre thèse une pareille proportion globale, nous ne voulons pas en tirer grandes conséquences ; nous savons trop combien de causes d'erreurs peuvent intervenir.

Ainsi nous ne savons pas que la statistique de Baudelocque relève tous les cas de circulaire du cordon ou de travail prolongé avec asphyxie à la naissance ; voici donc une cause de nature à affaiblir la valeur démonstrative de notre statistique. Mais, d'autre part, nous savons que ce sont surtout les grossesses dystociques qui viennent accoucher à l'hôpital, les grossesses normales se terminant plus souvent en ville ; voici une autre cause qui viendrait au contraire donner plus de relief à nos conclusions,

Nous préférons nous en tenir à ceci :

En raison du grand écart qui sépare la proportion des accouchements anormaux chez les enfants sains de la proportion des accouchements anormaux chez nos malades, nous pouvons considérer comme réellement efficace l'influence des accidents de la parturition sur le développement des troubles cérébraux de l'enfant ; mais croyons plus scientifique et plus probante l'étude des cas positifs à laquelle nous allons nous livrer.

Avant d'aller plus loin, nous voulons donner le simple relevé général des anomalies de l'accouchement que nous avons constatées.

Dans nos 245 accouchements normaux, nous trouvons :

53	accouchements prématurés à 8 mois et au-dessous.
19	applications de forceps.
6	versions
11	présentations du siège.
3	présentations de la face.
?	épaules (probablement autant que de versions).
12	grossesses gémellaires.
68	accouchements pénibles avec asphyxie.
44	circulaires du cordon avec asphyxie.
140	asphyxies à la naissance.

Ce relevé, comme tous les relevés suivants du même genre, énumère *les anomalies de l'accouchement* et non pas *les accouchements anormaux*, un même accouchement anormal pouvant comporter plusieurs anomalies, telles que : longueur du travail avec asphyxie à la naissance, grossesse gémellaire avec présentation du siège et asphyxie.

CHAPITRE III

Les idioties.

Nous avons réuni dans cette classe toutes les débilités mentales congénitales ou survenues dans les premières années de la vie ; tous les degrés s'y trouvent représentés, depuis la simple arriération mentale, la simple perversion des instincts jusqu'à l'idiotie la plus complète accompagnée de gâtisme.

Ce relevé étant fait dans un asile hospitalier, ce sont les arriérés complets, les imbéciles, les idiots, ceux enfin à qui leur état de déchéance profonde interdit le séjour dans la famille, qui s'y trouvent en majorité.

Nous avons vainement tenté une distinction entre les diverses catégories d'idiots ; s'il existe des types bien tranchés, il y a trop de formes de transition, trop de cas qui s'amélioreront ou s'aggraveront pour qu'on puisse établir une classification précise basée sur l'intensité des accidents. Nous avons écarté de cette classe tous les malades présentant des accidents paralytiques ou des accidents épileptiques, quels qu'il soient. La microcéphalie est réunie à cette classe d'accidents, la forme du crâne et son volume n'étant qu'une traduction de la forme et de l'atrophie du cerveau, et non pas la cause de troubles mentaux ou moteurs d'aucune sorte ; les insuccès de la crâniectomie, les travaux de M. Bourneville et de ses élèves l'ont suffisamment prouvé. Par contre, l'hydrocéphalie, quelles que soient ses conséquences, est mise à part.

M. Bourneville, dans ses *comptes rendus annuels de l'hospice de Bicêtre*, M. Voisin dans ses *Leçons sur l'Idiotie*, et, à la suite de ces deux maîtres, tous les auteurs d'articles ou de traités classiques citent les difficultés de l'accouchement comme une des causes provocatrices de l'idiotie. Mais aucun travail spécial n'a été publié en France sur la question. Nous avons déjà cité les statistiques de Mitschel (1862), de Langdon Down (1887), de Wulff (1892). Sans nous y arrêter davantage, nous nous contenterons d'exposer le résultat de nos recherches personnelles.

Nous avons relevé l'histoire de 403 idiots, dont 258 vivants et 145 morts. Voici nos résultats :

Sur 403 malades, nous avons trouvé :

296 Accouchements normaux.
107 — anormaux.

parmi lesquels 76 nous ont paru de nature à provoquer des troubles consécutifs. Soit une proportion de 18,8 cas obstétricaux pour 100 cas d'idiotie.

Dans ces 76 cas anormaux, nous avons relevé :

24 accouchements avant terme.
5 applications de forceps.
4 versions podaliques.
5 présentations du siège.
1 — de la face.
2 — de l'épaule.
18 accouchements pénibles avec asphyxie consécutive.
18 — sans asphyxie.
22 circulaires du cordon avec asphyxie.
54 asphyxies à la naissance.
27 premiers nés.

Sur ces 76 malades probants, nous en avons retenu 35 chez qui les accidents cérébraux nous ont paru en rapport plus direct avec le traumatisme obstétrical. — Voici leurs observations.

1er Groupe. — **Accouchements prématurés** (11 observations).

Obs. 1. — *Idiotie.*

Octave D..., né en 1883, mort en 1890.

Hérédité paternelle. — Père, vertiges. Ascendants : excès de boisson. Collatéraux: un cousin idiot paralysé.

Hérédité maternelle. — Mère migraineuse.

3 enfants. Le malade est le 1er. Le 2e est mort avec des convulsions, le 3e est boiteux (?).

Le malade. Accouchement à 8 mois, long (2 jours). Asphyxie à la naissance; convulsions immédiates qui durent 2 jours. Pas de paralysie. Etablissement progressif de l'idiotie.

Autopsie. — Méningo-encéphalite, et adhérences de la pie-mère au niveau des Fr I et II, du lobe pariétal inférieur et du lobe olfactif, de la face interne du lobe paracentral, quadrilatère, et de la circonvolution du C. calleux.

Obs. 2. — *Idiotie simple.*

Marie F..., née le 12 juillet 1880, morte à 12 ans.

Branche paternelle. — Père alcoolique.

Branche maternelle. — Cuisinière alcoolique invétérée, hystérique, soignée à Villejuif.

4 enfants : 2 enfants morts de convulsions ; 1 vivant, le malade est le 3e.

La malade. Ivresse pendant la grossesse. Accouchement à 7 mois. Développement progressif de l'idiotie sans convulsions. Morte par tuberculose. Adhérences des méninges. Arrêt de développement.

Obs. 3. — *Idiotie simple.*

Jeanne F..., née le 27 décembre 1886, morte à 12 ans.

Branche paternelle. — Père, excès de boisson, grand-père paternel, nombreux excès de boisson, mort des suites d'une chute, avec délire. Oncles paternels, convulsions de l'enfance. Tante maternelle, tuberculose nasale.

Branche maternelle. — Mère, rien de particulier; grand-père maternel, excès de boisson. Grand-mère maternelle morte après 6 mois de paralysie des jambes. Oncle maternel, excès de boisson, aliéné, interné à Blois. Tante maternelle, excès de boisson. Cousin maternel, convulsions et strabisme.

L'enfant. — Conception dans l'ivresse. (Le père buvait 10 litres de vin par jour.)

Accouchement à 7 mois. 4e enfant. Pas d'asphyxie à la naissance. Mouvements convulsifs pendant les premiers mois. Convulsions généralisées à 1 an. Arrêt de développement. Mort par tuberculose.

Autopsie. — Méningo-encéphalite partielle prédominant au niveau des nerfs et du chiasma optiques.

Obs. 4. — *Idiotie.*

X..., né en 1887.

Hérédité paternelle. — Père nerveux. Une tante morte idiote à 11 ans.

Hérédité maternelle. — A peu près nulle.

2 *enfants* bien portants avant le malade.

Le malade. Conception et grossesse normale; au 7e mois, hémorrhagies répétées par placenta prævia. Couche très pénible; l'enfant naît asphyxique.

Pas de convulsions. Développement progressif de l'idiotie.

Obs. 5. — *Idiot microcéphale.*

S..., né le 2 novembre 1898.

Hérédité de la branche paternelle. — Père, buveur absinthique, violent. Grand-père, alcoolique endurci. Grand'mère, très nerveuse. Arrière-grand-père, violent et alcoolique.

Branche maternelle. — Mère très nerveuse, migraineuse; grand-père, ivrogne et débauché; oncles et tantes, ivrognes et débauchés.

Pas de consanguinité. 5 grossesses à terme sans fausse couche, 2 enfants bien portants, et notre malade.

Conception dans l'ivresse du père; grossesse bonne. Accouchement à 8 mois sans cause, court et normal. Développement physique normal; on s'aperçoit seulement à 3 ans 1/2 que l'enfant est arriéré d'esprit.

Obs. 6. — *Idiotie.*

G..., née le 23 juin 1884.

Hérédité paternelle. — Père violent, alcoolique invétéré, absinthique.

Hérédité maternelle. — Peu chargée, collatéraux phtisiques.

Grossesses : 3 enfants morts avec accidents nerveux; une fille nerveuse et perverse vivante.

La malade née la 3e. Conception dans l'ivresse. Accouchement à 8 mois à la suite d'efforts physiques. Pas d'asphyxie, rien d'anormal.

Convulsions à 13 mois. Etablissement progressif de l'imbécillité.

Obs. 7. — *Idiotie.*

D..., né en 1878, mort en 1893.

Hérédité paternelle. — Père violent. Ascendants alcooliques, tuberculeux et nerveux.

Hérédité maternelle. — Mère nerveuse, migraineuse. Ascendants nerveux, tuberculeux.

4 grossesses : Le malade est l'aîné; 3 enfants sont morts avec accidents méningitiques.

Le malade. Accouchement à 7 mois et demi, à Saint-Louis, quarante-huit heures de travail. Enfant petit, non asphyxique, mis en couveuse. Convulsions à 9 mois, se renouvelant à de longs intervalles. Arrêt de développement physique et mental.

Autopsie. — Méningo-encéphalite. Atrophie des circonvolutions frontales.

Obs. 8. — *Idiotie.*

Louis P..., née en 1890, morte en 1896.

Hérédité paternelle et *maternelle* semble nulle.

Le malade, 2e né. Naissance à 7 mois et demi sans cause apparente, sans asphyxie. L'enfant était assez fort à sa naissance : l'accouchement prématuré est donc douteux. Développement normal jusqu'à 11 mois. A ce moment, convulsions qui signalent le début de l'idiotie.

OBS. 9. — *Idiotie.*

C..., mort.

Hérédité paternelle. — Père alcoolique, suicidé, fils d'alcoolique. Collatéraux arriérés.

Hérédité maternelle. — Mère nerveuse, céphalées.

Le malade, enfant unique. Accouchement à 8 mois, sans cause provocatrice. Bel enfant, sans asphyxie. Mis en nourrice.

Dépérissement progressif. Établissement de l'idiotie sans convulsions.

OBS. 10. — *Idiotie.*

St..., né en 1885, mort en 1888.

Hérédité paternelle. — Père nerveux, violent, buveur, goitreux.

Hérédité maternelle. — Mère nerveuse.

3 grossesses : 1re et 2e filles bien portantes, 3e le malade.

Le malade. Accouchement à 8 mois, sans incident. Pas de convulsions.

Développement progressif de l'idiotie.

AUTOPSIE. — Pachyméningite ancienne et récente. Pas de lésions en foyer.

OBS. 11. — *Idiotie.*

T..., né en 1870, mort en 1887.

Hérédité paternelle. — Père plombier. Saturnin, alcoolique, rhumatisant, violent. Pas de syphilis.

Hérédité maternelle. — Nulle.

5 enfants : 1er mort de méningite à 7 ans, 2e mort-né, 3e né à 7 mois, bien portant, 4e le malade, 5e fausse couche à 3 mois.

Le malade. Conception dans l'ivresse.

Accouchement à 7 mois. Asphyxie.

Jamais de convulsions. Pas de paralysie ni d'épilepsie. Développement progressif de l'idiotie.

AUTOPSIE. — Méningo-encéphalite ancienne.

Nous remarquons que, de ces 11 malades, un seul n'a pas d'antécédents héréditaires ; 2 sont fils de dégénérés nerveux, 8 sont issus d'alcooliques, dont l'un est en outre saturnin.

2° GROUPE. — **Application de forceps** (3 observations).

OBS. 12. — *Idiotie.*

T..., né en 1883, mort en 1895.

Hérédité paternelle. — Père alcoolique, violent.

Hérédité maternelle. — Mère nerveuse, migraineuse.

1 *seul enfant, le malade.* Accouchement à terme. Travail long, 24 heures. Le forceps, appliqué par une sage-femme, laisse des blessures au niveau de la région pariétale droite, au point où on constate un enfoncement du crâne.

Pendant les neuf premiers jours de la vie, convulsions continuelles. Arriération mentale consécutive. A 8 ans 1/2, crâniectomie sur le pariétal droit par M. Lannelongue; à 10 ans, nouvelle crâniectomie par M. Prengrueber, sans amélioration notable.

Autopsie. — Hémisphère cérébral droit : Sclérose de la circonv. du C. calleux, de la Fr. I, de la Tè I, et du pied de la P. A.

Hémisphère cérébral gauche : Sclérose de la circonv. du C. calleux et du lobe carré, de la partie supérieure des circonvol. du lobe occipital.

OBS. 13. — *Idiotie.*

L..., né en 1893, entré à 2 ans.

Hérédité paternelle. — Père absinthique, violent. Alcooliques et dégénérés dans les ascendants et les collatéraux.

Hérédité maternelle. — Nulle.

Le malade : seul enfant, 1 mois avant l'accouchement, perte de sang et de liquide amniotique, avec douleurs qui s'arrêtent. Le travail dure un jour; l'inertie de l'utérus nécessite 2 *applications de forceps* par un médecin de la ville. L'enfant naît asphyxique, avec le pariétal droit enfoncé.

Dès les premiers jours, hémiplégie gauche intéressant aussi la langue et qui disparaît peu à peu.

A 15 mois, convulsions qui depuis se renouvellent tous les mois. Arrêt de développement, gâtisme. Le côté droit est parésié.

Obs. 14. — *Idiotie.*

C..., né en 1892.
Père violent, buveur, a quitté la mère de l'enfant.
Mère vive et migraineuse.
Le malade. Accouchement à 7 mois 1/2 sans cause connue. Durée : trois jours. Forceps. Asphyxie prolongée à la naissance. Cécité congénitale. Convulsions à 8 mois. Arriération mentale.
Chez ce malade, l'application du forceps vient se surajouter à l'influence d'un accouchement prématuré.

Il est rare de rencontrer des observations plus probantes que celles des trois malades que nous venons de citer. L'observation de T... (nº 12) offre une étiologie identique à celle de l'observation de Sarah Mac Nute ; et pourtant le malade de Sarah Mac Nute était affecté de contracture généralisée, tandis que le nôtre ne présente absolument que des troubles mentaux.

3e Groupe. — **Version podalique** (1 observation).

Obs. 15. — *Idiotie.*

B..., né en 1892, mort en 1896.
Hérédité. — Nulle.
Enfants : 4 vivants, 1 mort.
Le malade, 6e enfant. Accouchement à terme. Présentation de l'épaule. Version, asphyxie bleue prolongée. Pas de convulsions. Cataracte double congénitale. Idiotie avec gâtisme.
Autopsie. — Hémisphère gauche. Méningo-encéphalite très étendue. Adhérences de la pie-mère sur les circonvolutions frontales, pariétales et occipitales.
Hémisphère droit. Mêmes lésions, plus profondes.

4e GROUPE. — **Présentation du siège** (1 observation).

OBS. 16. — *Idiotie.*

Jeanne T..., 11 ans.

Hérédité paternelle. — Père absinthique. Persécuté. Fils d'alcoolique.

Hérédité maternelle. — Mère nerveuse. Fille d'alcoolique.

La malade. Seule enfant. Conception dans l'ivresse. Accouchement à terme, par le siège. Asphyxie à la naissance. Convulsions à partir du deuxième mois jusqu'à trois ans.

5e GROUPE. — **Grossesses gémellaires** (5 observations).

Nous avons réuni ici toutes les grossesses gémellaires, qu'elles aient ou non été accompagnées de présentation du siège, ou d'accouchement prématuré.

OBS. 17. — *Idiotie simple.*

Théodore D..., né en 1890.

Hérédité paternelle. — Père très nerveux, emporté, asthmatique, alcoolique. Ascendants asthmatiques.

Hérédité maternelle. — Mère déprimée, migraineuse. Fille d'un alcoolique suicidé.

2 *grossesses* ; la deuxième gémellaire.

Le malade est le deuxième jumeau. Accouchement à 8 mois. Circulaires du cordon et asphyxie du deuxième enfant (notre malade). Pas de convulsions. Développement progressif de l'arriération mentale.

OBS. 18. — *Idiotie.*

B..., né en 1881, mort en 1889.

Hérédité paternelle. — Père arriéré, impulsif, perversion des instincts. Ascendants et collatéraux dégénérés.

Hérédité maternelle. — Mère migraineuse. Ascendants dégénérés (suicidés, hystériques).

2 *grossesses* : un idiot, une grossesse gémellaire donnant naissance au malade actuel, puis à une fille idiote elle-même.

Le malade. — Grossesse gémellaire pénible. Accouchement trois semaines avant terme. Le malade naît le premier non asphyxique. Pas de convulsions. Etablissement progressif de l'imbécillité.

Obs. 19. — *Idiotie.*

Caroline C..., 8 ans.

Hérédité paternelle.— Père alcoolique invétéré, mort tuberculeux.

Hérédité maternelle.— Mère, misère physiologique, nerveuse, légèrement alcoolique.

Quatre grossesses.— 1° grossesse gémellaire, notre malade et un mort-né, 2° et 3° enfants bien portants, 4° enfant mort d'athrepsie.

La malade. Jumelle 1re née. Accouchement sans difficulté notable, sans asphyxie. Convulsions à 18 mois. Arrêt de développement.

Obs. 20. — *Idiotie. Instabilité mentale.*

H..., né le 20 mai 1878, mort le 28 juin 1891.

Hérédité paternelle.— Père bizarre, violent, a quitté sa femme.

Hérédité maternelle.— Mère cuisinière, nerveuse, violente, légèrement alcoolique. Grand-père alcoolique. *Quatre grossesses* : un enfant né à huit mois et demi, mort à 6 mois ; une fille née à 8 mois, morte à 5 mois ; une fille née un peu avant terme, morte à un mois ; une grossesse gémellaire terminée à 8 mois, donnant naissance à notre malade et à une fille morte à 6 mois.

La syphilis semble très probable.

L'enfant malade se développe mal, mais sans convulsions. Son imbécillité s'affirme vers cinq ans.

A l'autopsie. — Pas de lésions cérébrales appréciables.

Obs. 21. — *Idiotie simple.*

B..., née le 23 novembre 1878.

Hérédité paternelle.— Nulle.

Hérédité maternelle. — Mère, convulsions dans l'enfance.

Quatre enfants morts de maladies infectieuses. La malade est la 6e née.

Le malade. Jumelle. Accouchement à terme. 1re fille morte à six mois ; 2e fille (la malade) venue par le siège, un peu cyanosée, retard du développement. Idiotie progressive.

6e Groupe. — **Asphyxie à la naissance; causée par l'accouchement prolongé, les circulaires du cordon ou sans cause apparente** (13 observations).

Obs. 22. — *Idiotie.* — *Microcéphalie.*

L..., né en 1880, mort en 1889.

Hérédité. — Nulle.

2 *enfants* : le 1er est notre malade ; le 2e est bien portant.

Le malade : Accouchement à terme, long, difficile. Asphyxie prolongée à la naissance. 4 heures après la naissance, convulsions. A la suite, somnolence prolongée durant tout le 1er mois de la vie. Arrêt de développement. La tête, grosse à la naissance, est maintenant celle d'un microcéphale.

Autopsie. — Pas de méningo-encéphalite. Sclérose atrophique très étendue des circonvolutions des 2 hémisphères.

Obs. 23. — *Idiotie.*

André P..., né en 1894, mort en 1896.

Hérédité paternelle. — Père violent, non alcoolique.

Hérédité maternelle. — Mère hystérique.

Le malade (seul enfant). — Accouchement à terme, spontané, dura 13 heures. Enfant chétif (5 livres), cyanosé, asphyxique. Convulsions très fortes du 2e au 5e jour de la vie. Nouvelles convulsions à 6 mois. Arriération physique et mentale.

Autopsie. — Sclérose atrophique occupant la pointe des 2 lobes occipitaux. Adhérences méningées au niveau des circonvolutions pariétales.

Obs. 24. — *Idiotie.*

J. S..., né en 1886, mort en 1895.
Hérédité paternelle et *maternelle*. — Nulle.
2 *enfants* : 1 bien portant et notre malade.
Le malade (2ᵉ né). Grossesse normale. Accouchement à terme, pénible. L'enfant naît asphyxique. Convulsions dès le 1ᵉʳ mois, revenant très fortes à 4 mois 1/2. Établissement progressif de l'idiotie.
Autopsie. — Méningo-encéphalite diffuse.

Obs. 25. — *Idiotie.*

Henri A..., né le 27 novembre 1881, mort en 1896.
Hérédité paternelle. — Père violent, saturnin.
Hérédité maternelle. — Mère nerveuse.
Accouchements, tous difficiles, 3 enfants bien portants, une fille morte en naissant, asphyxie, circulaire du cordon, travail très long.
Le malade (1ᵉʳ né). Accouchement à terme, travail long, asphyxie à la naissance, très faible dans les premiers jours, convulsions à six semaines, longues et fréquentes, revenant à six mois et à dix-huit mois. Établissement progressif de l'idiotie.

Obs. 26. — *Idiotie simple.*

Branche paternelle. — Père alcoolique nerveux.
Branche maternelle. — Mère hystérique. Fille d'alcoolique.
13 grossesses : 2 fausses couches, 4 enfants morts en bas âge, 1 fille épileptique et hémiplégique, 1 fille atteinte d'incontinence d'urine, 5 enfants bien portants.
Le malade est le 12ᵉ né.
Le malade est né à terme, accouchement long (24 heures) ; circulaire du cordon, et courte asphyxie à la naissance. Pas de convulsion. L'arrêt de développement se manifeste à dix mois.

Obs. 27. — *Idiotie.*

D..., né en 1884.
Hérédité paternelle. — Père nerveux.

Hérédité maternelle. — Mère nerveuse migraineuse.

4 enfants : le malade est le dernier, 2 bien portants, le 3e est mort.

Le malade. Accouchement à terme, 12 heures. Asphyxie à la naissance. Convulsion à 4 mois. Établissement progressif de l'arriération.

Obs. 28. — *Idiotie simple.*

L...

Père mort de tuberculose.

Mère non nerveuse.

1re *grossesse.* — Accouchement prématuré (8 mois 1/2) d'un garçon très arriéré.

2e *grossesse :* le malade actuel né en état d'asphyxie bleue, avec circulaire du cordon. Rapidement ranimé. Il n'a jamais eu de convulsions; son idiotie ne s'est manifesté nettement que vers l'âge de 3 ans par l'arrêt de développement de ses facultés.

Obs. 29. — *Idiotie.*

L...

Hérédité de la branche paternelle. — Père nerveux, syncopes faciles, convulsions. Tante internée à Charenton.

Branche maternelle. — Mère nerveuse, migraineuse, consanguinité (cousins germains).

La malade, deuxième née, conception normale. Grossesse normale. Accouchement long à terme avec circulaire du cordon et asphyxie. Premières convulsions dans les premiers mois. Développement lent et incomplet.

Autopsie. — Adhérences de la dure-mère. Atrophie des lobes quadrilatère et pariétal droit.

Obs. 30. — *Idiotie simple.*

Jeanne S.., née le 15 septembre 1897, morte à 2 ans.

Branche paternelle. — Père, fièvre paludéenne, céphalalgies.

Branche maternelle. — Mère nerveuse, hérédité collatérale très chargée : un frère et une sœur morts jeunes de convulsions ; une sœur perverse, une sœur hémiplégique depuis l'enfance.

La malade. 7e *grossesse*, normale. Accouchement long, difficile, cordon autour du cou, asphyxie bleue. Développement retardé, aggravation de son état à 15 mois. Convulsions à 16 mois.

Morte de tuberculose.

AUTOPSIE. — *Cerveau :* congestion intense de la dure-mère. Epaississement de la pie-mère surtout au niveau du lobe frontal. Arrêt de développement des circonvolutions.

OBS. 31. — *Idiotie.*

E..., né en 1883, mort en 1887.

Hérédité paternelle. — Père tonnelier, violent, alcoolique.

Hérédité maternelle. — Mère nerveuse, faible d'esprit.

2 *enfants :* 1er le malade ; 2e une fille saine.

Le malade : accouchement à terme, long ; circulaire du cordon ; longue asphyxie à la naissance. Cris continuels dans les premiers jours Convulsions à quinze jours, se répétant fréquemment depuis. Arrêt de développement. Pas d'épilepsie.

OBS. 32. — *Idiotie.*

T..., né en 1871, mort en 1888.

Hérédité paternelle. — Père un peu buveur, grand-père alcoolique.

Hérédité maternelle. — Mère alcoolique, migraineuse. Fille d'alcoolique.

4 *enfants.* 2 morts, 1 arriérée. Le malade est le 3e.

Le malade. Excès alcooliques de la mère pendant la grossesse. Accouchement à terme. Asphyxie. Cris continuels pendant les 3 premiers mois, sans convulsions. A 10 mois, premières convulsions se renouvelant deux fois par an jusqu'à 4 ans 1/2.

Idiotie congénitale. Pas d'épilepsie.

OBS. 33. — *Idiotie.*

M..., né en 1877, mort en 1887.

Hérédité paternelle. — Père violent, alcoolique.

Hérédité maternelle. — Mère nerveuse, débauchée.

1 enfant conçu dans l'ivresse. Accouchement pénible. Asphyxie à la naissance. Retard de développement physique. Convulsions à 20 mois. Pas d'épilepsie ni de paralysie.

Obs. 34. — *Idiotie.*

J..., né en 1881, mort en 1888.

Hérédité paternelle. — Père alcoolique, mort phtisique ; grand-père alcoolique.

Hérédité maternelle. — Mère nerveuse, migraineuse ; grand'mère alcoolique.

12 grossesses. Le malade est le dernier. 4 enfants morts de méningite ; 3 morts de maladies infectieuses, 1 absinthique, 1 arriéré pervers.

Le malade, né à terme. Asphyxie à la naissance. Développement progressif de l'idiotie. Sans convulsions.

Obs. 35. — *Idiotie simple.*

M..., né en 1894.

Pas d'hérédité appréciable.

2 *enfants.* Le malade est le 2e ; le 1er, bien portant, n'a eu aucun accident à la naissance.

Le malade. L'accouchement est provoqué à 8 mois 1/2 pour cause de rétrécissement du bassin. 10 heures de travail. Pas d'asphyxie ni d'accidents immédiats. Premières convulsions à 4 jours. L'enfant ne se développe pas au point de vue intellectuel.

Ce dernier malade n'a pas présenté d'asphyxie à la naissance ; nous croyons pourtant que la difficulté du travail, bien plus que l'accouchement avant terme, doit être rendue responsable des accidents.

Dans les 35 malades dont nous avons relevé l'observation, nous avons trouvé que ;

6 ne présentaient pas de tare héréditaire appréciable ;

6 avaient une hérédité nerveuse chargée ;

23 étaient issus de parents intoxiqués par l'alcool (27)

associé ou non à l'intoxication par le plomb (2) par la fièvre palustre (1) et la tuberculose (2).

Nous faisons remarquer immédiatement et une fois pour toutes, que si la syphilis n'entre pas davantage en ligne de compte, c'est qu'il est extrêmement difficile d'obtenir des aveux ou des renseignements précis sur cette infection. Nous sommes donc persuadé que la syphilis vient ajouter, dans plusieurs cas inconnus, son action aux autres empoisonnements.

CHAPITRE IV

Les Épilepsies.

Nous avons dit, en exposant le cadre de notre travail, quelles raisons nous avaient amené à réunir toutes les épilepsies dans un seul groupe, les considérant ainsi comme le résultat d'un *trouble cérébral*, et non comme une *névrose sine materia*. Cela ne nous empêchera pas d'établir entre elles une distinction; il est des cas tellement différents qu'il serait peu scientifique de les confondre entièrement.

Voici comment nous avons agi : certains malades ont présenté, dès les premiers mois de leur vie, des troubles physiques et mentaux dus à un arrêt de développement congénital; puis, plus tard, l'élément convulsif a fait son apparition; chez quelques-uns, troubles intellectuels et troubles convulsifs ont marché de pair. D'autres malades, tout différents, se sont normalement développés dans leurs premières années; chez eux l'épilepsie est apparue comme elle apparaitrait chez un adulte sain; leurs facultés intellectuelles ont pu déjà, ou pourront être dans la suite, plus ou moins altérées, mais nous n'avons jamais à faire dans ce cas qu'à des épileptiques devenus arriérés, et non à des idiots devenus sépileptiques. De là deux classes dans notre étude :

1° Les idiots épileptiques;

2° Les épileptiques simples.

Nous nous excusons de l'insuffisance de cette classification; nous savons qu'elle est sujette à de nombreuses erreurs, et que les moyens d'appréciation font souvent défaut. Pourtant, malgré toutes ces réserves, nous la croyons utile et juste pour l'étude spéciale que nous pousuivrons, car nous allons voir l'étiologie obstétricale changer d'importance, selon qu'il s'agira d'idiots épileptiques et d'épileptiques simples.

Nous allons donc séparer en deux groupes les malades que nous avons examinés. Nous avertissons que ces deux groupes ne comprennent que des épileptiques simples ou arriérés ; tous les malades présentant, outre leur épilepsie, des paralysies ou de l'hydrocéphalie, sont rangés avec les paralytiques et les hydrocéphales. Ils sont nombreux, comme on le verra.

A. — Idiots épileptiques.

Les malades de ce groupe sont au nombre de 203, dont 120 vivants et 83 morts.

Voici les résultats de nos recherches.

Sur 203 idiots épileptiques :

154 sont accouchés normalement.
49 ont eu un accouchement anormal.

Sur ces 49 accouchements anormaux, 42 nous ont semblé de nature à agir sur le développement des troubles cérébraux de l'enfant. Soit une *proportion de 20,6 pour 100 épileptiques idiots.*

Sur ces 42 accouchements anormaux, nous avons relevé ;

7 accouchements prématurés.
5 applications de forceps.

1 version.
5 présentations du siège.
1 présentation de la face.
6 grossesses gémellaires.
13 accouchements prolongés suivis d'asphyxie.
4 — — sans asphyxie.
7 circulaires du cordon avec asphyxie.
28 asphyxies à la naissance.
18 enfants premiers-nés.

Nous publions les observations de malades qui nous ont paru plus démonstratives.

1er Groupe. — Accouchement prématuré (7 observations).

Obs. 1. — *Idiotie. Epilepsie.*

D..., né en 1868, mort en 1888.
Hérédité paternelle. — Père peintre (saturnisme ?) un peu buveur, paludique.
Hérédité maternelle. — Mère très nerveuse.
7 grossesses : 2 enfants morts jeunes, 1 mort-né, le malade né le 6e et 3 bien portants.
4 malades : Accouchement à terme, sans incident. Dès le 2e jour, convulsions qui se reproduisent durant 2 mois tous les jours ; elles ne cessent qu'à un 1 an. Arriération mentale. Accès épileptiques. Accès de jeunes. Mort à 20 ans.
Autopsie. — A la naissance il avait déjà 2 dents ; à l'autopsie on ne trouve qu'un seul rein. Méningo-encéphalite légère. Pas d'autres lésions.

Obs. 2. — *Idiotie. Epilepsie.*

Emile B..., né en 1878.
Hérédité. — Père alcoolique, tuberculeux, collatéraux alcooliques. Mère nerveuse, violente, migraineuse.
2 enfants : Le 1er est mort à 1 an de convulsions ; le 2e est le malade.

Le malade, né à 7 mois 1/2 sans incidents. Premières convulsions 4 mois. Développement général presque normal. A 9 ans, crises épileptiques et déchéance rapide.

OBS. 3. — *Idiotie. Epilepsie.*

T..., né en 1883.

Hérédité paternelle. — Extrêmement chargée. Père cocher, buveur, violent, ayant des crises nerveuses. Grand-père ivrogne invétéré, grand-mère hystérique : Ascendants et collatéraux ivrognes et épileptiques.

Hérédité maternelle. — Aussi mauvaise. Mère nerveuse, syncopes fréquentes. – Ascendants et collatéraux. convulsions, crises hystériques, suicides, morts par méningite.

Le malade, 2e enfant. Accouchement à 7 mois 1/2 ; pas d'asphyxie ni de convulsions : développement lent. A dix mois, violentes convulsions ; à 2 ans début de l'épilepsie.

OBS. 4. — *Epilepsie. Idiotie.*

H..., né en 1888, mort en 1896.

Hérédité paternelle. — Père alcoolique absinthique, violent, pervers. Ascendants et collatéraux: alcooliques.

Hérédité maternelle. – Mère bien portante, mais fille d'alcoolique.

L'enfant, 2e né. Conception dans l'ivresse. Accouchement prématuré à 7 mois, facile, sans asphyxie. Développement lent et incomplet. Convulsions à 10 mois. Début de l'épilepsie à 6 ans.

AUTOPSIE. — Perforation crânienne au niveau du pariétal droit. Le ventricule latéral droit est distendu par un épanchement séreux abondant.

OBS. 5. — *Epilepsie. Imbécillité.*

G..., né en 1880, mort en 1890.

Hérédité paternelle. — Père tuberculeux, paludique. Grand'mère buveuse, hystérique.

Hérédité maternelle. — Mère nerveuse, petite-fille d'alcoolique.

4 enfants : le 1er est notre malade, 2e vivant, 3e et 4e accouchés, le 3e au forceps, le 4e péniblement, morts tous deux à la naissance.

Le malade. Accouchement à 7 mois sans cause appréciable. Pas d'asphyxie ; les convulsions apparaissent le 9e jour. A 13 mois, les premières dents provoquent de nouvelles convulsions. Les crises se répètent 5 ou 6 fois par an. Arriération mentale.

AUTOPSIE. — Etat chagriné de circonvolutions frontales de la pariétale ascendante des 2 hémisphères.

OBS. 6. — *Epilepsie. Idiotie.*

M..., né en 1879, mort en 1892.

Hérédité paternelle. — Père nerveux, buveur.

Hérédité maternelle. — Mère très nerveuse. Ascendants et collatéraux nerveux. Les grands-parents et arrière grands-parents de l'enfant sont cousins germains.

Le malade seul enfant. Excès de boisson de la mère pendant la grossesse. Accouchement à 8 mois, déterminé par une chute (?). Pas d'asphyxie à la naissance, mais convulsions au 3e jour se renouvelant au 6e mois. Arrêt de développement, crises épileptiques à 7 ans.

AUTOPSIE. — Méningite chronique, sclérose des circonv. occipitales.

OBS. 7. — *Idiotie. Epilepsie.*

L..., né en 1874, mort en 1892.

Hérédité paternelle. — Père violent, alcoolique, mort tuberculeux.

Hérédité maternelle. — Mère tuberculeuse.

2 *enfants* : le 1er né au 6e mois, mort.

Le malade, 2e né. Accouchement à 7 mois, court, sans asphyxie ni convulsions. Retard de développement. Accès épileptiques à 3 ans 1/2.

Ces 7 malades ont tous des ascendants intoxiqués par l'alcoolisme (6) accompagné ou non d'infection tuberculeuse (3), paludique (2) ou d'intoxication par le plomb (1).

2e GROUPE. — **Applications de forceps** (2 observations).

OBS. 8. — *Epilepsie. Arriération mentale.*

S..., 14 ans.

Hérédité paternelle. — Père sans tares nerveuses.

Hérédité maternelle. — Mère, un peu arriérée. Rachitique. 1re grossesse à 33 ans, terminée par embryotomie. 2e grossesse, l'enfant malade. 3e et 4e grossesses, terminées par des fausses couches. 5e grossesse, terminée par un forceps, sur un enfant asphyxié qui meurt à 6 mois. Un 6e enfant vivant.

Le malade. Grossesse normale, travail long et difficile. Application de forceps qui laisse des traces sur le front et sur la nuque. Convulsions généralisées du 3e au 9e jour. Développement retardé. Début de l'épilepsie à 12 ans.

Obs. 9. — *Idiotie. Epilepsie.*

Hérédité de la branche paternelle. — Père, aucune tare sérieuse. Rien chez les ascendants.

Branche maternelle. — Mère, migraines. Rien chez les ascendants, Pas de consanguinité. 7 enfants vivants et bien portants ; 3 morts tout jeunes, sans accidents nerveux. Le malade est le 1er né.

Conception normale. Accouchement à terme, long (2 jours), terminé par une application de forceps sur le sommet. Le forceps, mal placé, a laissé 2 blessures au front et à l'occiput qui ont abondamment saigné au 5e jour. Pas d'asphyxie à la naissance; élevage au sein. État de l'enfant absolument précaire pendant les 15 premiers jours. Plus tard, l'enfant criait jour et nuit. Pas de convulsions. Développement extrêmement lent. Premières dents à 10 mois; parole et marche à 10 ans. Rougeole à 2 ans. Fièvre typhoïde à 3 ans. Premières crises épileptiques à 4 ans.

L'absence d'intoxication chez les ascendants met mieux en relief l'influence de l'application de forceps sur le développement de la maladie. L'observation 8 de Sch... est particulièrement instructive par les résultats déplorables des autres couches.

3e Groupe. — **Présentation du siège et de la face** (3 observations).

Obs. 10. — *Epilepsie. Idiotie.*

Jules K..., né en 1886, mort en 1894.

Hérédité. — Père alcoolique. Mère bien portante.

2 *grossesses* : 1re grossesse gémellaire terminée à 8 mois. 1er enfant mort-né, 2e enfant mort à six semaines.

Le malade, 2e grossesse. Accouchement à terme. Siège. Asphyxie blanche à la naissance. État général mauvais dès les premiers jours, apathie, somnolence. A 1 an, premiers vertiges. Arriération mentale.

Obs. 11. — *Epilepsie. Idiotie.*

T...

Hérédité paternelle. — Père alcoolique, violent, grand-père aliéné.

Hérédité maternelle. — Nulle.

12 *grossesses*. 5 enfants vivants dont le malade, né le sixième. Les 6 autres sont morts (fausse-couche, cholérine, convulsions).

Le malade. Accouchement à terme. Douleurs très longues (9 jours?). Siège. Asphyxie à la naissance. Développement lent. A 7 mois, premières convulsions se renouvelant jusqu'à six ans. Elles prennent le caractère épileptiforme.

Obs. 12. — *Epilepsie. Idiotie.*

P..., né en 1874.

Hérédité paternelle. — Père violent, fils d'alcoolique. Collatéraux nerveux et violents.

Hérédité maternelle. — Mère nerveuse.

3 *enfants*, le malade est le premier, les deux autres sont sains.

Le malade. Accouchement à terme, très long, par la face. Asphyxie. Pas de convulsions, mais apathie générale dès les premiers jours. Retard de développement. Premières crises épileptiques à 3 ans.

4e Groupe. — **Grossesse gémellaire** (une observation).

Obs. 13. — *Epilepsie. Idiotie.*

F..., né en 1877.

Hérédité paternelle. — Père, alcoolisme, delirium tremens, tuberculeux, violent.

Hérédité maternelle.— Mère nerveuse, migraineuse, crises de nerfs. Collatéraux nerveux.

Sept grossesses : deux gémellaires. Trois des jumeaux sont morts en bas âge, de convulsions. Le 4e est notre malade. Trois autres sont morts avec convulsions, deux fausses couches, une fille vivante épileptique.

Le malade (5e grossesse). Accouchement à terme. le 1er enfant naît asphyxique et meurt à 5 ans. Le malade actuel naît le 2e. Premières convulsions à 4 mois, se renouvelant depuis sans cessation. Arrêt du développement.

5e Groupe. — **Asphyxie de l'enfant à la naissance, causée par la longueur du travail, les circulaires du cordon, ou sans raison apparente** (5 observations).

Obs. 14. — *Epilepsie. Idiotie.*

P...

Hérédité.— Nulle.

Cinq enfants ; un seul mort en naissant ; 3 bien portants.

Le malade, né le 4e. Accouchement à terme, long ; asphyxie longue. Convulsions immédiates, surtout du côté droit, renouvelées les jours suivants. Arriération mentale et épilepsie consécutives.

Obs. 15. — *Epilepsie. Idiotie.*

Louis H..., né en 1885.

Hérédité paternelle. — Père absinthique, mort de tuberculose. Grand'mère alcoolique. Collatéraux alcooliques, tuberculeux, hystériques et dégénérés.

Hérédité maternelle.— Mère hystérique ; migraineuse. Ascendants tuberculeux et nerveux.

Trois enfants : le 1er mort-né. Le 3e est le malade.

Le malade. — Accouchement à terme, rapide. Asphyxie. Convulsion dès le premier jour, se renouvelant tous les deux jours environ sans interruption. Développement progressif de l'imbécillité.

Obs. 16. — *Epilepsie. Idiotie.*

Lucien B..., né en 1885.

Hérédité paternelle. — Père violent, absinthique, mort tuberculeux.

Hérédité maternelle. — Mère nerveuse, dyspeptique, alcoolique (cuisinière). Grand-père alcoolique, grand'mère nerveuse.

Quatre grossesses. — 1er enfant, mort de méningite tuberculeuse, 2e un garçon mort tuberculeux, 3e le malade, 4e une fille vivante qui a eu des convulsions.

Le malade. Accouchement à terme. Durée 10 heures. L'enfant naît asphyxique, avec circulaire du cordon. Reste étonné pendant une journée. Convulsions à 3 mois, se renouvelant tous les 15 jours. Arrêt du développement. L'épilepsie ne débute qu'à 5 ans.

Obs. 17. — *Idiotie. Epilepsie.*

L..., né en 1878.

Hérédité paternelle. — Père alcoolique, plombier.

Hérédité maternelle. — Mère nerveuse, fille d'alcoolique.

Enfants : deux vivants, un mort de rougeole.

Le malade : premier né. Conception dans l'ivresse. Accouchement à terme, long (quatre jours), circulaire du cordon et asphyxie. Premières convulsions à un mois, se renouvelant tous les deux mois, parfois très fortes. Développement intellectuel incomplet et retardé. Affaiblissement parétique du côté droit. Etablissement de l'épilepsie.

Obs. 18. — *Epilepsie. Idiotie.*

B..., 15 ans.

Hérédité paternelle. — Père alcoolique.

Hérédité maternelle. — Mère nerveuse, migraineuse.

4 enfants : le premier est le malade ; le deuxième est mort de méningite ; les deux derniers sont bien portants.

Le malade. Accouchement à terme, très long, trois jours et demi de douleurs. A la naissance, circulaires du cordon, asphyxie. A quatre mois, secousses convulsives. Arrêt de développement. Epilepsie consécutive.

B. — Epilepsie simple.

Nous avons examiné 95 malades, 62 vivants et 33 morts. Voici nos résultats.

Sur 95 malades :

79 ont eu un accouchement normal.
16 — une naissance difficile.

Sur ces accouchements anormaux, 15 nous semblent de nature à influer sur le développement des accidents ultérieurs. Soit une proportion de 16 pour 100 épileptiques simples.

Sur ces 15 malades nous relevons :

3 naissances avant terme.
1 application de forceps.
6 accouchements longs suivis d'asphyxie.
3 — — sans asphyxie.
6 circulaires du cordon avec asphyxie.
12 asphyxies à la naissance.
7 enfants premiers nés.

Les trois observations suivantes peuvent servir d'exemple.

Obs. 19. — *Epilepsie.*

R..., née le 20 février 1881.

Hérédité de la branche paternelle.— Père, convulsions dans l'enfance ; violent ; non alcoolique.

Branche maternelle. — Indemne.

Grossesses : 3 enfants bien portants, 2 morts de coqueluche et broncho pneumonie.

La malade, première née, grossesse normale. Accouchement à 7 mois, sans cause, long. Circulaire du cordon. Pas d'asphyxie. Convulsions dès les premiers mois jusqu'à 10 mois. Développement normal.— Début de l'épilepsie à 10 ans 1/2.

Obs. 20. — *Epilepsie simple.*

B...

Hérédité. — Père violent, alcoolique.

3 *grossesses* : 1re notre malade, 2e une fille bien portante, 3e 2 jumeaux dont l'un est mort.

L'enfant. Accouchement 3 semaines avant terme. Très long (4 jours). Asphyxie à la naissance. Pas de convulsions, mais l'enfant reste cyanosé et malade pendant 15 jours. Développement lent. Convulsions à 10 mois. L'épilepsie s'installe progressivement sans que les facultés soient troublées.

Obs. 21. — *Épilepsie.*

Mad. U..., née en 1885.

Hérédité paternelle. — Père peintre (saturnin?). Alcoolique invétéré, absinthique.

Hérédité maternelle. — Mère cuisinière (alcoolique?).

La malade, seule enfant. Accouchement à terme très pénible, dure 3 jours. Asphyxie prolongée à la naissance. Pas de convulsions immédiates, pas d'arriération. Convulsions de 2 ans 1/2 à 5 ans. Crises épileptiques à 10 ans.

De ces 3 malades, l'un est descendant de dégénérés nerveux, les 2 autres sont issus d'alcooliques (2) dont l'un est saturnin.

Sur 2 prématurés, un seul est issu d'un père intoxiqué par l'alcool.

Nous voyons la différence qui sépare les malades épileptiques de ces 2 groupes.

Chez les idiots épileptiques, l'étiologie obstétricale entre en cause dans une proportion de 20,6 pour 100, tandis que chez les épileptiques simples, cette proportion est de 16 pour 100 seulement. C'est la plus faible proportion que nous ayons trouvée dans les différentes classes des malades examinés.

CHAPITRE V

Les paralysies spasmodiques

Sous le titre de paralysies spasmodiques, nous entendons réunir les contractures généralisées, les paralysies spasmodiques, et les hémiplégies cérébrales infantiles. Nous ne voulons nullement discuter à fond la question de l'unité ou de la multiplicité de ces paralysies ; l'étude des symptômes et des lésions des paralysies spasmodipues ne peut avoir aucune place ici. Mais obligé d'adopter une classification, nous avons le droit de suivre celle qui nous paraît la plus conforme à la réalité et la plus commode à l'étude présente. Il y a plus : la parenté d'origine obstétricale de ces accidents nous fait une loi de les réunir et de les isoler des autres « troubles cérébraux » dans un groupe spécial. Ce faisant, nous croyons suivre scrupuleusement la conception de Little telle que son mémoire nous la transmet.

Si l'étiologie obstétricale de l'idiotie ou de l'épilepsie n'a donné lieu qu'à des observations isolées et n'a passionné aucune discussion, il en est autrement pour les paralysies cérébrales infantiles. La notion étiologique a été mêlée et a servi souvent de point de départ aux controverses sur la valeur nosologique des accidents. Rappelons rapidement, et à notre point de vue spécial, les principales phases du débat.

Nous avons déjà cité le mémoire de Little paru en 1862, et fait remonter à lui l'honneur de la première appréciation précise et complète de la question. Little, en étudiant en général l'influence de l'accouchement anormal sur les troubles mentaux et physiques de l'enfant, avait spécialement en vue l'influence de l'accouchement sur les *difformités* dues à la *contracture spasmodique* des membres.

On s'accorde à reconnaître qu'il a décrit dans tous leurs détails la paraplégie spasmodique et la contracture généralisée à tous les muscles des membres ou du tronc ; mais on ne dit pas qu'il ait rangé la forme hémiplégique parmi ces accidents. Cependant il écrit au début de sa description symptomatologique : « Les accidents peuvent être décrits comme résultant de la diminution de la contractilité volontaire, avec rigidité spasmodique et finalement arrêt de développement à des degrés variés, d'*un plus ou moins grand nombre* de muscles du corps. » Après quoi Little décrit la contracture généralisée aux muscles des membres et du tronc comme exemple des cas les plus complets qu'on puisse rencontrer ; rien d'étonnant à cela, car l'hémiplégie spasmodique, connue depuis les travaux de Cazauvielh en 1827 et représentée dans l'atlas de Cruveilhier auquel Little fait souvent appel, ne méritait nullement le soin d'une description nouvelle, au même titre que le symdrome encore inconnu que Little avait pour principal objet. Du reste, à aucun moment le chirurgien anglais n'exclut l'hémiplégie de son étude, et nous avons ainsi de bonnes raisons pour penser qu'il la comptait au nombre de ces « troubles mentaux et physiques dus à l'accouchement anormal et dont le degré et la variété dépendent de l'importance et de la localisation des lésions ».

Quoi qu'il en soit, Little rendait responsables de ces accidents toutes les anomalies de l'accouchement, présentation anormale, rigidité des parties maternelles, forceps, version, travail prématuré, circulaire ou procidence du cordon, asphyxie de l'enfant. S'il fait la part plus grande pour l'une de ces causes, c'est évidemment pour l'asphyxie à la naissance due à une interruption de la circulation et de la respiration de l'enfant et non pour le travail prématuré auquel il ne songe pas à attribuer une importance spéciale et des accidents particuliers. Il est utile d'insister sur ce point.

Little attribuait toujours à la paraplégie spasmodique une origine obstétricale; Heine, qui poursuivait cette étude presque en même temps que Little, n'insiste pas sur cette origine. Mais Naef (Zurich, 1885) qui, après Seeligmuller, distinguait déjà dans la maladie de Little une forme cérébrale et une forme spinale, voulut donner à l'étiologie une signification toute spéciale : selon lui, la forme cérébrale, plus paralytique que spasmodique et pouvant être accompagnée de troubles mentaux, relevait des accouchements dystociques suivis ou non d'asphyxie à la naissance, tandis que la forme spinale caractérisée essentiellement par la contracture généralisée sans accidents cérébraux était imputable uniquement à l'accouchement prématuré.

En France, Marie accepte pleinement cette division étiologique et clinique. Brissaud la précise en ces termes : « La maladie de Little est une paralysie spasmodique des membres, plus prononcée aux membres inférieurs, *appartenant en propre aux enfants nés avant terme,* caractérisée par l'état spasmodique plus que par la paralysie, ne se compliquant jamais ni de phénomènes convulsifs ni de troubles intellectuels et susceptible, sinon d'une guérison complète, du moins d'une amélioration progressive. » (Leçons de 1894).

Enfin Van Gehuchten tente en 1897 une confirmation anatomo-pathologique de cette théorie dualiste telle que Naëf l'a établie : Les cordons pyramidaux de la moelle, dit-il, ne sont pas encore entièrement constitués au 8e mois de la vie intra-utérine ; ils ne sont représentés que par des traînées de névroglie auxquelles manque l'élément essentiel, le cylindre-axe. Vienne à se produire un accouchement prématuré, le développement des cordons pyramidaux est profondément troublé, la contracture généralisée en résulte et plus la naissance sera prématurée, plus la contracture sera étendue et complète.

Tous les cas qui ne relèvent pas de cette étiologe spéciale ne sont que des états tabéto-spasmodiques ne méritant pas le nom de maladie de Little.

La donnée obstétricale prend donc ici une signification toute particulière et une importance de premier ordre. Pour fixer le caractère nosologique de cette affection, Le Meignen, dans sa thèse de 1897 propose de l'appeler « Maladie de Little-Brissaud ».

Certes, nous sommes loin du tableau tracé par Little. Nous avons même le droit de nous étonner qu'on conserve le nom de Little à une forme clinique dont il n'a jamais fixé l'étiologie spéciale, dont il a formellement attribué les symptômes à des cas bien plus nombreux et plus variés, et dont il n'a pas soupçonné la lésion anatomique. Qu'on donne à ce type clinique le nom de Naëf-Brissaud, ou Brissaud-Gehuchten, rien de plus juste ; mais il n'y a pas de raison sérieuse pour imposer cette paternité à Little, qui reste le premier inspirateur de l'école uniciste.

Cette école uniciste est représentée, après Little, par la presque totalité des auteurs anglais et américains, Sarah Mac Nut et Sachs entre autres, par Freud, Ganghofner en Autriche et en Allemagne, par Babinsky, le Professeur Raymond et son école en France. Freud, Ganghofner, Rosenthal de Lyon, ont fourni des statistiques dans lesquelles toutes les formes de l'accouchement anormal interviennent pour créer la maladie de Little : et ces auteurs, fidèles, selon nous, à l'opinion de Little, comprennent sous le nom de *paralysies spasmodiques de l'enfance* à la fois la paralysie spasmodique à forme généralisée ou paraplégique que Little a spécialement décrite, la paraplégie spasmodique infantile, l'hémiplégie spasmodique, l'athétose double, et la chorée bilatérale. Ils reconnaissent comme cause principale et non comme cause unique de ces formes cliniques l'accouchement anormal, sans attribuer d'influence spéciale à un accident particulier. Nous devons cependant reconnaître que l'accouchement prématuré est accepté par eux comme plus particulièrement responsable des cas de contracture généralisée.

La notion de l'accouchement anormal entre bien en ligne de compte dans l'étiologie de l'hémiplégie cérébrale infantile telle que l'ont décrite ses premiers observateurs : Cazauvielh, Cotard, sous l'inspiration de Charcot, Wuillamier sous l'inspiration de Bourneville, Heine, Hénoch et Kundrat en Allemagne ; mais on peut juger de l'importance très relative qui lui est accordée par cette phrase transcrite de la remarquable description de Marie *(Dict. encyclopédique*, 1885) : « Une cause moins banale et sur laquelle insistent plusieurs auteurs, serait l'asphyxie pendant le travail de l'accouchement, asphyxie qui donnerait lieu à une hémorrhagie cérébrale ou méningée ; il est certain que, dans les cas congénitaux on constate assez souvent (Ross, Ranke, etc.) une durée exagérée du travail ou une présentation vicieuse. » Baginsky déclare « qu'on ne sait pas encore quel rôle jouent les traumatismes pendant l'accouchement ».

Après ce rapide exposé des phases et de l'état de la question, nous donnons le résultat de nos recherches dans le service de M. Bourneville.

A. — Paralysies spasmodiques généralisées ou paraplégiques.

Nous avons relevé les antécédents de 84 malades, dont 42 morts. Nous avons trouvé les résultats suivants :

Sur 84 malades :

52 accouchements normaux,
32 accouchements anormaux,

qui nous ont paru tous avoir une réelle action sur le développement de la maladie. Soit une proportion de *38 cas obstétricaux pour 100 paralysies spasmodiques.* Dans ces 32 cas anormaux, nous avons relevé :

9	accouchements avant terme.		
13	—	difficiles avec asphyxie.	
4	—	—	sans asphyxie.
3	applications de forceps.		
1	siège.		
1	grossesse gémellaire.		
1	version.		
4	circulaires du cordon avec asphyxie.		
18	asphyxies à la naissance.		
15	premiers nés.		

Voici les observations qui nous ont paru dignes d'être retenues.

1er Groupe. — Accouchements prématurés (7 observations).

Obs. 1. — *Paralysie spasmodique généralisée. Idiotie. Epilepsie.*

J..., née en 1887, morte en 1897.

Hérédité paternelle. — Père absinthique, crises convulsives fréquentes, violent, paludique.

Hérédité maternelle. — Mère nerveuse. Fille de déséquilibrés.

L'enfant, fille unique, conception dans l'ivresse. Accouchement prématuré à 8 mois (pourtant enfant gros). Asphyxie blanche. A 3 mois 1/2, accidents méningés. Convulsions. Arrêt de développement. Etablissement progressif de la contracture généralisée et de l'épilepsie.

Autopsie. — Hémisphère droit : méningo-encéphalite au niveau des 4 frontales et de la pariétale ascendante. Hémisphère gauche : atrophié. Cavité kystique dans la vallée sylvienne, ayant détruit l'insula, l'avant-mur, une partie du noyau lenticulaire.

Obs. 2. — *Paraplégie spasmodique. Idiotie.*

A .., née en 1891, morte en 1896.

Hérédité paternelle. — Père hydrocéphale, pro[illegible]dément dégénéré ; strabisme, onycophagie, violent, alcoolique ; grand-père alcoolique ; un cousin sourd-muet.

Hérédité maternelle. — Mère nerveuse, souffre de névralgies. Fille et petite-fille d'alcooliques.

Le malade, 2e né. Conception en de mauvaises conditions. Accouchement à 7 mois, sans cause apparente, sans asphyxie ni convulsions. Développement à peu près normal jusqu'à 8 mois, moment où apparaissent des convulsions. Installation progressive de la paraplégie spasmodique et de l'imbécillité. La paraplégie est plus intense à gauche.

Autopsie. — Hémisphère droit : Foyer de porencéphalie vraie au niveau de la partie moyenne de la région rolandique communiquant avec le ventricule latéral. Disposition radiée des circonvolutions qui plongent dans le porus. Atrophie de la couche optique gauche des 2 lobes du cervelet et des 2 pyramides bulbaires.

Obs. 3 — *Paraplégie spasmodique. Idiotie.*

G..., née le 21 mars 1889, morte le 10 janvier 1895.

Hérédité paternelle. — Nulle.

Hérédité maternelle. — Nulle.

5 *grossesses* : 1 enfant mort de fièvre typhoïde, 2 morts d'accidents cérébraux, le malade, et un enfant vivant.

Le malade : 4e grossesse pénible. Placenta prævia, déterminant 2 hémorrhagies : l'une à 6 mois, l'autre à 8 mois qui provoque l'accouchement. Pas d'asphyxie à la naissance, pas de convulsions. La paraplégie s'installe sans incident avec ses caractères typiques ; raideur musculaire, exagération du réflexe. Idiotie et gâtisme.

A L'AUTOPSIE : Méningo-encéphalite diffuse.

OBS. 4. — *Idiotie. Parésie des membres inférieurs.*

B..., née en 1884, morte en 1891.

Hérédité. — Peu chargée. Père et mère nerveux.

2 grossesses : 1 enfant bien portant et notre malade.

La malade. Accouchement prématuré à 7 mois ; enfant cependant assez grosse. Travail court (2 heures). Premières convulsions à 3 mois se renouvelant tous les mois jusqu'à l'entrée à l'hôpital. Arrêt de développement. Parésie des membres inférieurs avec contracture légère.

OBS. 5. — *Diplégie. Epilepsie.*

C..., née le 22 juin 1889.

Hérédité paternelle. — Père absinthique. Ascendants débauchés et mystiques.

Hérédité maternelle. — Mère nerveuse, migraineuse.

Deux enfants bien portants.

La malade, 1re née. Grossesse normale. Accouchement à 7 mois sans causes appréciables. Pas d'intervention, pas d'asphyxie. Convulsions à 10 mois se répétant à 18 mois. Nouvelles attaques entre 3 et 4 ans laissant le côté gauche paralysé.

OBS. 6. — *Paralysie spasmodique généralisée. Athétose. Idiotie.*

M..., né en 1876, mort en 1896.

Hérédité paternelle. — Père alcoolique. Grand-père alcoolique, suicidé.

Hérédité maternelle. — Mère alcoolique, débauchée, hystérique. Grand-père alcoolique (cirrhose hépatique).

4 enfants : 2 nés à 7 mois (le malade et un autre). Les 3 enfants non malades ont eu des convulsions et sont très nerveux.

Le malade, 2e né. Conception dans l'ivresse. Grossesse pénible. Accouchement à 7 mois, facile, sans asphyxie. A 6 mois, convulsions qui ne laissent pas d'autre trace que l'arriération générale. A 2 ans on remarque la raideur musculaire.

Autopsie. — Lésions cérébrales inappréciables macroscopiquement.

Obs. 7. — *Paraplégie avec contractures.*

R..., 7 ans.

Hérédité paternelle. — Père alcoolique invétéré, débauché, syphilitique.

Hérédité maternelle. — Mère nerveuse. Fille d'alcoolique.

1 enfant sain.

La malade, 2e née. Accouchement prématuré sans cause à 7 mois. Développement de la paraplégie sans convulsions.

De ces 7 malades, 5 présentent une hérédité alcoolique manifeste.

2e Groupe. — **Applications de forceps** (3 observations).

Obs. 8. — *Paraplégie spasmodique. Idiotie.*

Léon L..., né en mars 1880, entré en 1890.

Hérédité paternelle. — Père buveur. Ascendants buveurs et tuberculeux ; collatéraux dégénérés.

Hérédité maternelle. — Mère nerveuse, fille d'alcoolique.

3 *enfants* : notre malade le 1er. Un enfant mort d'accidents méningitiques. Un 3e enfant nerveux.

Le malade, le 1er né. Accouchement à terme, version par manœuvres externes ; forceps au détroit supérieur. Asphyxie à la naissance ; pas de convulsions immédiates. A 11 mois, convulsions à la suite desquelles s'établit la paralysie spasmodique prédominante à droite. Développement général entravé. N'a jamais marché ni parlé.

Obs. 9. — *Diplégie spasmodique. Idiotie.*

B..., né en 1888, mort en 1894.

Hérédité paternelle et *maternelle.* — Nulle.

1 seule grossesse : le malade. Accouchement long (24 heures), forceps appliqué sur la tête ; circulaires du cordon, longue asphyxie à la naissance. Premières convulsions à 11 mois, se renouvelant à 3 ans et à 5 ans. Le développement intellectuel de l'enfant est absolument entravé ; la diplégie généralisée avec contracture domine du côté gauche.

Obs. 10. — *Paralysie spasmodique généralisée. Idiotie. Epilepsie. Microcéphalie.*

B..., 16 ans.

Père mort tuberculeux.

Mère bien portante.

Le malade, enfant unique. Accouchement à sept mois, long (2 jours). Forceps. Pas d'asphyxie à la naissance, ni de convulsions. La tête était déjà très petite. Contracture générale dès les premiers mois. Crises épileptiques à 4 ans. Arrêt du développement intellectuel.

De ces trois malades, un ne présente pas de traces héréditaires, un est fils d'alcoolique, un fils de tuberculeux.

3ᵉ Groupe. — **Version podalique** (1 observation).

Obs. 11. — *Diplégie spasmodique généralisée. Idiotie.*

Antoine R..., né en 1888, mort en 1890.

Hérédité paternelle. — Père mort tuberculeux, fils de tuberculeux.

Hérédité maternelle. — Mère très nerveuse. Après sa couche, accès de manie puerpérale. Grand'mère morte bacillaire.

Le malade, seul enfant. Grossesse pénible, mort du père au 4ᵉ mois. Accouchement à terme, pénible. Version podalique pratiquée par la sage-femme. Convulsions immédiates à la naissance, se répétant durant les quatre premiers jours. Raideur généralisée des quatre membres dès cette époque. Arrêt de développement.

Autopsie. — Les circonvolutions des lobes occipitaux sont petites, comme rudimentaires, sans induration.

Ce malade, fils de tuberculeux, est un exemple très précis de traumatisme par version podalique, et de traumatisme intéressant le cerveau.

4e Groupe. — **Siège** (1 observation).

Obs. 12 — *Paralysie spasmodique. Athétose. Idiotie.*

C..., né en 1884.

Hérédité paternelle. — A peu près nulle.

Hérédité maternelle. — Mère violente, dégénérée, alcoolique invétérée. Les ascendants et collatéraux maternels sont tous alcooliques, syphilitiques ou débauchés.

Le malade, seul enfant. Accouchement à terme, pénible. Siège. Asphyxie prolongée. Pas de convulsions immédiates. Imbécilité et contracture des membres inférieurs congénitales, mais aggravées par des maladies infectieuses. Convulsions à deux ans.

L'influence de l'accouchement semble plus manifeste par suite de l'absence de tare héréditaire et par la précocité des accidents.

5e Groupe. — **Grossesse gémellaire** (1 observation).

Obs. 13. — *Paraplégie. Idiotie. Epilepsie.*

S..., né en 1882, mort en 1887.

Hérédité paternelle. — Nulle.

Hérédité maternelle. — Mère, crises hystéro-épileptiques. Fièvres intermittentes.

7 grossesses : les 6 premiers enfants sont bien portants. 7e grossesse gémellaire.

Le malade, jumeau, né le 1er, à terme, facilement. Le 2e jumeau est mort à 3 mois. Rien d'anormal dans les premiers temps. A 4 mois, convulsions intenses durant 5 semaines, du côté droit. Développement progressif de l'idiotie et de la paraplégie spasmodique. Vertiges et crises épileptiques.

Autopsie. — Sclérose atrophique de l'hémisphère cérébral droit (lobe quadrilataire, face interne du lobe occipital, pli pariétal supérieur, lobe temporal) et de l'hémisphère cérébral gauche.

6e Groupe. — **Asphyxie à la naissance, causée par un travail pénible, des circulaires du cordon ou même sans cause apparente** (11 observations).

Obs. 14. — *Paralysie spasmodique généralisée. Idiotie.*

L..., né en 1888, mort en 1892.

Hérédité. — Peu chargée. Parents simplement nerveux. Mère morte en couches (?).

4 *enfants* : 2 morts, 1 bien portant ; notre malade est le 3e.

Le malade, né à terme ; travail long ; asphyxie, circulaire du cordon. Convulsions dès le 2e jour, revenant assez souvent. Paralysie, surtout à droite, dès l'âge de 2 ans.

Autopsie. — Atrophie de l'hémisphère droit. — Sclérose des circonvolutions F I des deux côtés et de la pariétale ascendante droite.

Obs. 15. — *Diplégie généralisée spasmodique. Epilepsie. Idiotie.*

O..., né en 1889, mort en 1891.

Hérédité paternelle. — Alcoolisme, emportement, adipose.

Hérédité maternelle. — A peu près nulle. Mère bien portante, fille d'alcoolique.

5 *grossesses* : 2 enfants morts, 2 bien portants et notre malade, dernier né.

Le malade. Grippe de la mère 8 jours avant l'accouchement qui se fit à terme. Pénible, assez long. L'enfant naît asphyxié. Dès les premiers jours, mouvements convulsifs et raideur des membres supérieurs qui ont toujours été plus contractés que les membres inférieurs. A 2 mois 1/2, accès épileptiformes. Aggravation des accidents et arrêt de développement.

AUTOPSIE. — Hémisphère cérébral droit à peu près normal. Au niveau de l'hémisphère gauche, adhérences à la pie-mère. Les circonvolutions F I et rolandiques offrent une teinte saumon et des adhérences pie-mériennes.

OBS. 16. — *Paraplégie spasmodique. Idiotie. Epilepsie.*

Jeanne M..., née en 1892, morte en 1896.
Hérédité paternelle et *maternelle*. — Nulle.
3 *enfants* bien portants.
La malade (1re née). Accouchement à terme, sans intervention, très pénible (25 heures). La tête reste 4 heures à la vulve. Asphyxie prolongée à la naissance. Les convulsions commencent au 3e jour de la vie, occupant surtout le côté droit. Arrêt du développement physique et intellectuel. Cécité dès la naissance. Rigidité généralisée, surtout prononcée à droite. Epilepsie. Mort par tuberculose pulmonaire.
AUTOPSIE. — Pachyméningite généralisée. Kyste de la dure-mère, entre le cervelet et la partie postérieure des H. cérébraux, atrophie des lobes frontaux.

OBS. 17. — *Paraplégie spasmodique. Idiotie.*

D..., né en 1884, mort en 1889.
Antécédents paternels. — Père nerveux, migraineux.
Hérédité maternelle. — Mère morte tuberculeuse.
Le malade, seul enfant. Accouchement à terme, long, difficile (15 heures). Asphyxie à la naissance, convulsions 5 heures après qui durent plusieurs heures. Arrêt du développement intellectuel. Etablissement de la paraplégie spastique. Nouvelles convulsions à 3 ans. Idiotie complète.
AUTOPSIE. — Sclérose de la pointe des 2 lobes occipitaux. A l'hémisphère gauche, sclérose et atrophie des circonvolutions du C. calleux, du lobe paracentral, du cunéus.

OBS. 18. — *Paralysie spasmodique généralisée. Athétose. Idiotie.*

Étienne L..., né en 1881, mort en 1889.
Hérédité paternelle. — Père migraineux ; pertes fréquentes de

connaissance jusqu'à 20 ans; épilepsie dans les ascendants et les collatéraux.

Hérédité maternelle. — Mère nerveuse. Fille d'alcoolique.

5 grossesses : 1° Fille morte à 3 semaines de convulsions; 2° fille idiote, asphyxiée à la naissance; 3° une fausse couche; 4° notre malade; 5° une fille de 21 mois.

Le malade. Accouchement à terme. Travail long. Asphyxie à la naissance. Convulsions immédiates pendant les six premiers jours. Raideur généralisée consécutive. Soubresauts convulsifs très fréquents. Athétose double. Idiotie.

OBS. 19. — *Paraplégie spasmodique. Idiotie.*

D...,

Hérédité paternelle. — Père vif, non alcoolique. Ascendants : 1 alcoolique, 1 aliéné.

Hérédité maternelle. — Nulle. Les parents sont cousins germains.

2 grossesses : Le malade et 1 enfant sain.

Le malade : 1er né. Accouchement à terme, pénible (vingt-quatre heures). Asphyxie blanche. Convulsions généralisées le 3e jour qui ne se sont point renouvelées. Développement progressif de la paralysie spasmodique, de l'idiotie avec gâtisme.

OBS. 20. — *Paraplégie spastique. Epilepsie.*

V..., née le 20 janvier 1880.

Hérédité paternelle. — Père normal. Grand-père alcoolique.

Hérédité maternelle. — Mère nerveuse. Deux tantes folles.

Grossesse. — Deux enfants bien portants, trois morts et notre malade.

La malade, 1re née. Accouchement à terme pénible (38 heures), on donne de l'ergot de seigle. L'enfant naît cyanosé et inerte. Convulsions le troisième jour. On s'aperçoit de la paralysie prédominante à droite dès le premier mois; à 11 ans, début des attaques épileptiques. La paralysie spastique est actuellement généralisée avec prédominance du côté gauche.

Obs. 21. — *Paralysie spasmodique généralisée. Idiotie.*

Emile A..., né en 1880, mort en 1890.

Hérédité paternelle. — Nulle. Mère débauchée, alcoolique, migraineuse. Fille de buveurs.

4 enfants : le premier est le malade. Les deux suivants sont vivants et sains ; le dernier est mort de méningite à 7 mois.

Le malade. Accouchement à terme, long (24 heures). Asphyxie à la naissance sans convulsions. On s'aperçoit de très bonne heure que l'enfant présente de la raideur générale et ne peut se servir de ses membres. Arrêt du développement intellectuel.

Autopsie. — Sclérose atrophique disséminée frappant surtout les circonvolutions frontales et pariétales ascendantes, le lobe paracentral, le corps calleux et les lobes occipitaux.

Obs. 22. — *Paraplégie. Contractures. Athétose. Idiotie.*

B..., 11 ans.

Hérédité paternelle. — Nulle.

Hérédité maternelle. — Mère très bien portante. Pas de tares nerveuses chez les ascendants.

Grossesses : Première couche difficile, enfant mort pendant le travail, présentation de l'épaule. Deuxième couche, le malade actuel.

Le malade. Grossesse normale. Accouchement à terme. Travail court. Circulaire du cordon, longue asphyxie à la naissance. Malade dès les premiers mois, à 3 mois convulsions se renouvelant très fréquemment Etablissement progressif de la contracture généralisée, prédominant à gauche.

Obs. 23. — *Contracture généralisée. Idiotie.*

S..., 13 ans.

Hérédité paternelle. — Père nerveux, alcoolique, attaques de congestion cérébrale ; meurt à 40 ans. Un oncle idiot.

Hérédité maternelle. — Mère nerveuse. Une cousine épileptique.

Grossesses : deux enfants morts, notre malade, un enfant bien portant.

La malade, 3e née. — Accouchement à terme, court. Circulaire du cordon, asphyxie à la naissance. Pas de convulsions. Développement lent.

Obs. 24. — *Diplégie spasmodique, Idiotie.*

T..., né en 1878, mort en 1892.

Hérédité. — Très peu chargée. Parents sains. *3 grossesses :* 1° le malade, 2° une fille saine, 3° une fille morte de convulsions.

Le malade. Accouchement à terme, laborieux. Tête engagée durant 3 heures. Asphyxie longue. Pas de convulsions immédiates, mais état précaire, cris continuels ; à 8 mois, convulsions. Dès ce moment, l'enfant présente de la contracture généralisée qui s'améliore, tout en restant plus forte à droite. Crâniectomie inutile. Mort par tuberculose pulmonaire.

Autopsie. — Lésions cérébrales très peu apparentes macroscopiquement. Aspect chagriné des circonvolutions.

7e Groupe. — Nous rapprochons des cas d'asphyxie 2 cas où le mécanisme des lésions semble identique (*hémorrhagie méningée ou intracérébrale probable*), malgré qu'il n'y ait pas un traumatisme apparent dans l'accouchement :

Obs. 25. — *Paraplégie spasmodique généralisée. Athétose. Chorée. Epilepsie. Idiotie.*

Le B..., né en 1877, mort en 1895.

Hérédité paternelle. — Père alcoolique, syphilitique.

Hérédité maternelle. — Mère violente, nerveuse, tuberculeuse. Fille d'alcoolique.

Enfants : 2 morts, 3 vivants.

Le malade, 1er né. Accouchement long avec asphyxie. 2 heures après, convulsions durant huit jours. Arriération consécutive. Nouvelles convulsions à 2 ans et à 4 ans, la rigidité musculaire s'établit dès la seconde année.

Autopsie. — Hémisphère gauche : atrophie très prononcée du lobe frontal. Les circonvolutions sclérosées ont un aspect kystique.

Obs. 26. — *Diplégie généralisée avec contracture.*

Marie P..., née le 17 avril 1881.

Hérédité de la branche paternelle. — Père alcoolique tuberculeux. Ascendants tuberculeux. Collatéraux alcooliques et nerveux.

Branche maternelle. — Mère nerveuse, arriérée.

Conception et *grossesse* normale. — Seule enfant.

Accouchement normal. Chute de l'enfant sur la tête à la naissance. Convulsions le 3e jour suivies de paralysie spastique; accidents méningitiques à 2 ans et demi. Aggravation de l'état.

Obs. 27. — *Paraplégie spasmodique. Idiotie.*

Georges Leb..., 4 ans.

Hérédité paternelle. — Père absinthique.

Grand-père alcoolique.

Hérédité maternelle. — A peu près nulle.

16 grossesses : 10 enfants vivants, bien portants. 6 morts en bas âge avec des convulsions. Le malade est le quatorzième.

Le malade : Conception dans l'ivresse comme les autres enfants ; grossesse normale. Accouchement à terme par le sommet, long, précédé de pertes et de douleurs 15 jours avant la naissance. — Asphyxie bleue. — Pas de convulsions. Développement retardé. La paralysie spasmodique est congénitale. L'enfant n'a jamais parlé ni marché.

Obs. 28. — *Paraplégie spasmodique. Idiotie.*

Camille B..., entré en 1894, à 6 ans.

Hérédité paternelle. — Père alcoolique.

Hérédité maternelle. — Mère nerveuse.

4 grossesses : 1 seul enfant vivant ; 2 morts. — Le malade est le troisième.

Le malade : Grossesse normale. Accouchement à terme. — Asphyxie à la naisssance. — *Céphalématome* qui persiste encore mais très réduit.

Développement incomplet. — Convulsions à 6 mois. Idiotie, gâtisme. Paraplégie spastique.

Nous remarquons immédiatement que la proportion des accouchements prématurés est très peu élevée et que les cas relevant de cette étiologie sont tous compliqués de troubles cérébraux, idiotie ou épilepsie. La part la plus grande des accidents est attribuable aux accouchements laborieux suivis d'asphyxie à la naissance, frappant les enfants dégénérés par l'alcoolisme ou la tuberculose. C'est dans cette catégorie que nous trouvons peut-être les exemples les plus nets.

B. — Hémiplégies spasmodiques infantiles.

Nous avons relevé les antécédents de 76 malades, dont 51 vivants et 25 morts. Nous avons trouvé les résultats suivants :

Sur 76 hémiplégiques :

40 ont eu un accouchement normal.
30 un accouchement anormal.

Sur ces 30 cas anormaux, 29 nous semblent avoir pu influer sur le développement des troubles consécutifs de l'enfant. Soit une proportion de 38 cas obstétricaux pour 100 hémiplégies infantiles.

Dans ces 29 cas anormaux, nous avons trouvé :

5 naissances prématurées.
4 applications de forceps.
1 présentation de la face.
2 circulaires du cordon avec asphyxie.
13 accouchements difficiles avec asphyxie.
7 — — sans asphyxie.
22 asphyxies à la naissance.
18 premiers nés.

Voici les observations qui nous ont paru les plus dignes d'intérêt :

1er GROUPE. — Accouchements prématurés (4 observations).

OBS. 29. — *Paralysie gauche. Idiotie.*

D..., née le 29 juin 1881.

Hérédité paternelle. — Très chargée. Père tuberculeux, nerveux, violent, absinthique. Grand'mère, délire de persécution, excès alcooliques.

Hérédité maternelle. — Mère très nerveuse. Grand-père épileptique et buveur. Grand'mère mélancolique, arrière grand'mère aliénée.

Grossesses : deux enfants morts tuberculeux, une fille dégénérée, une autre fille de 15 mois.

La malade, 1re née; conception dans l'ivresse. Accouchement prématuré (7 mois?). Travail long, trois jours. Pas d'asphyxie. Développement progressif de la paralysie gauche dans la première année, sans convulsions.

Obs. 30. — *Hémiplégie. Idiotie.*

D..., né en 1880.

Hérédité. — Père alcoolique. Mère morte. Ascendants maternels alcooliques ou aliénés.

5 *enfants*, l'une idiote. Le malade est le dernier.

Le malade. — Accouchement à 7 mois, difficile. Convulsions dans les premiers mois. Paralysie spasmodique gauche et arriération mentale.

Obs. 31. — *Hémiplégie spastique. Epilepsie. Idiotie.*

G..., née le 10 mars 1884.

Hérédité de la branche paternelle. — Père inconnu.

Branche maternelle. — Mère, convulsions dans l'enfance. Arriération mentale prononcée. 3 attaques de paralysie depuis 35 ans. Soignée à la Salpêtrière. Idiots et alcooliques dans les collatéraux.

La malade, seule enfant. Accouchement laborieux, long, à 8 mois, sans asphyxie. Premières convulsions à 10 mois, se répétant souvent et laissant le côté gauche paralysé. Développement progressif de l'idiotie et de l'épilepsie.

Obs. 32. — *Hémiplégie spastique avec contracture. Epilepsie.*

A..., 10 ans.

Hérédité paternelle. — Père, convulsions dans l'enfance. Alcoolique, syphilitique. Arriération mentale prononcée. Ascendants nerveux et emportés, collatéraux débauchés et aliénés.

Hérédité maternelle. — Mère nerveuse, migraineuse. Trois de ses frères sont morts poitrinaires.

Grossesse : deux enfants morts, trois enfants ayant eu des convulsions, l'un d'eux né à 7 mois.

La malade, 6ᵉ née. Accouchement à 8 mois, facile, sans asphyxie, l'hémiplégie s'installe sans incidents à 20 mois. Développement entravé à 4 ans et demi, premières crises convulsives aboutissant à l'épilepsie avec arriération mentale.

Sur ces quatre prématurés, trois présentent une hérédité alcoolique tuberculeuse ou syphilitique.

Un seul est descendant de nerveux non-intoxiqués.

2ᵉ Groupe. — Applications de forceps (4 observations).

Obs. 33. — *Hémiplégie. Idiotie.*

S..., né en 1871, mort en 1892.

Hérédité. — Peu chargée. Père nerveux et bègue. Mère nerveuse. Bégaiement dans les ascendants et collatéraux des deux parents.

7 *grossesses :* Le malade est l'aîné. Un seul autre enfant vivant, les autres sont morts de maladies infectieuses.

Le malade. Accouchement à terme, à la Pitié. Pénible. Forceps. L'enfant naît asphyxié. Premières convulsions à 2 mois, se renouvelant fréquemment pendant neuf mois consécutifs et déterminant la paralysie gauche et l'arriération. Développement de l'épilepsie à 6 ans.

Obs. 34. — *Hémiplégie spasmodique. Athétose. Epilepsie. Idiotie.*

B..., né en 1878, mort en 1898.

Hérédité paternelle. — Père esprit faible et bizarre.

Hérédité maternelle. — Mère nerveuse, emportée, migraineuse.

Grossesses : une fausse couche et trois enfants sains.

Le malade, deuxième né. Accouchement à terme, difficile, long (48 heures). Tentative inutile de forceps. Pas d'asphyxies ni de convulsions à la naissance.

A 4 ans, violentes convulsions dans le côté droit à la suite de l'absorption d'un vomitif. Les accès se succèdent sans interruption depuis cette époque. Développement de la paralysie droite avec contracture et athétose.

Autopsie. — Atrophie de l'hémisphère gauche, aspect chagriné des circonvolutions, méningo-encéphalite légère.

Obs. 35. — *Hémiplégie spastique et épilepsie.*

D..., 11 ans.

Hérédité paternelle. — Père violent.

Hérédité maternelle. — Mère sans tare, nerveuse, cardiaque.

Le malade, seul enfant. Accouchement à terme au forceps. Convulsions et hémiplégie à 9 mois. Épilepsie à 5 ans.

Obs. 36. — *Hémiplégie. Idiotie.*

B..., né en 1884.

Hérédité paternelle. — Père violent, alcoolique invétéré, grand'mère aliénée.

Hérédité maternelle. — Mère faible d'esprit, fille d'alcoolique.

4 enfants : Le malade est l'aîné, deux bien portants, un arriéré.

Le malade. Conception dans l'ivresse. Fluxion de poitrine pendant la grossesse. Accouchement à terme, lent. Forceps. Pas d'asphyxie. Pas de convulsions. Développement progressif de l'hémiplégie et de l'idiotie.

3° Groupe. — **Présentation anormale (face)** (1 observation).

Obs. 37. — *Hémiplégie gauche. Idiotie.*

Edmond C..., né en 1887.

Hérédité paternelle. — Père nerveux, alcoolique. Ascendants et collatéraux nerveux.

Hérédité maternelle. — Mère nerveuse, migraineuse.

4 *enfants* : Le malade est le premier, un seul est vivant, les deux autres sont morts avec des convulsions.

Le malade. Accouchement à terme, laborieux. Présentation de la face. Pas de forceps. Circulaire du cordon. Asphyxie à la naissance. Convulsions à quatre mois, suivies d'arriération mentale et de paralysie généralisée plus prononcée à gauche où elle persiste définitivement.

4e GROUPE. — **Asphyxie à la naissance causée par des circulaires du cordon, un travail prolongé, ou sans cause apparente** (7 observations).

OBS. 38. — *Hémiplégie spasmodique. Idiotie. Microcéphalie.*

S..., né en 1888, mort en 1892.

Hérédité paternelle. — Père violent, alcoolique.

Hérédité maternelle. — Mère nerveuse. Ascendants et collatéraux phtisiques, alcooliques.

4 *enfants* : vivants. Le malade est le dernier.

Le malade. — Accouchement à terme, pénible, 2 jours. Tête longtemps engagée. Asphyxie longue à la naissance immédiatement suivie de convulsions qui durent 4 jours. A 4 et à 6 mois, nouvelles convulsions. Arrêt de développement consécutif, et paralysie spasmodique du côté gauche.

AUTOPSIE. — Hydrocéphalie du ventricule latéral droit. Sclérose des lobes frontaux et pariétaux sur les deux hémisphères, plus prononcée à droite. Méningo-encéphalite partielle.

OBS. 39. — *Hémiplégie spastique. Idiotie.*

Marie N..., née en juillet 1877.

Hérédité paternelle. — Père nerveux, mélancolique. Mort de tuberculose.

Hérédité maternelle. — Mère nerveuse. Un enfant sain.

La malade, première née. Accouchement à terme, long. Asphyxie à la naissance. Convulsions immédiates qui durent trois jours, accompagnées de contractures généralisées s'améliorant au bout de trois mois et laissant le côté gauche paralysé. Développement incomplet.

Obs. 40. — *Hémiplégie gauche. Idiotie. Epilepsie.*

R..., né en 1880.
Hérédité. — Père alcoolique, emporté. Mère nerveuse. Fille d'alcoolique.
5 enfants : le malade est le premier.
Le malade. Accouchement à terme, long (17 heures). Asphyxie prolongée. Paralysie du côté gauche dès la naissance. Convulsions à un an et demi. Arriération mentale. Crises épileptiques à 6 ans.

Obs. 41. — *Hémiplégie spasmodique. Epilepsie. Idiotie.*

Paul R..., né en 1870, mort en 1889.
Hérédité paternelle. — Père suicidé.
Hérédité maternelle. — Mère, crises nerveuses.
13 enfants : Notre malade est le 12e. Sept vivants.
Le malade. Accouchement à terme, laborieux. Asphyxie. Premières convulsions le 2e jour, se reproduisent durant 15 jours. Retard du développement. Début des accès épileptiques à 7 ans. Le côté droit a toujours été paralysé et contracturé.

Obs. 42. — *Hémiplégie. Idiotie.*

Louis G...
Hérédité. — Père, peintre (saturnin). Caractère sombre, nerveux. Mère arriérée.
3 enfants : Le malade est le 1er. Le 2e est mort de diarrhée.
Le malade. Accouchement à terme, long (20 heures). Asphyxie bleue, enfant chétif. Pas de convulsions immédiates. Dès l'enfance, le malade est paralysé du côté droit. Convulsions à 6 ans. Arriération mentale.

Obs. 43. — *Hémiplégie. Epilepsie, Imbécillité.*

Jacques B..., né en 1880, mort en 1888.
Hérédité paternelle. — Père alcoolique violent.
Hérédité maternelle. — Mère nerveuse, céphalée, migraine.

3 *grossesses.* — 1° le malade, 2° enfant mort à 20 mois, hydrocéphale ; 3° garçon mort en nourrice.

Le malade. Accouchement à terme, long. Enfant asphyxique ; reste malade, apathique, sans crier pendant quinze jours. Pas de convulsions avant 3 ans. A 5 ans, état de mal, laissant une hémiplégie gauche. Arriération intellectuelle. Mort à 8 ans.

AUTOPSIE. — Foyer hémorrhagique ancien dans la couche optique. Atrophie de l'hémisphère gauche. Sclérose circonscrite au lobe occipital. Méningo-encéphalite des deux hémisphères.

OBS. 44. — *Hémiplégie et atrophie droites. Epilepsie. Idiotie.*

André G.., né le 53 novembre 1881, mort le 6 mai 1895.

Hérédité paternelle. — Père alcoolique, violent, arriéré. Grand-père alcoolique, emporté.

Hérédité maternelle. — Mère nerveuse, très violente, névralgies, 1 tante idiote, 1 cousin aliéné.

6 *grossesses* : Notre malade, 1 fausse couche et 4 enfants vivants, nerveux.

Le malade, 1er né. Accouchement pénible, enfant cyanosé à la naissance. Pas de convulsions immédiates, la paralysie du côté droit est manifeste à 10 mois. Elle s'accentue à 5 ans 1/2, après une fièvre typhoïde. A ce moment, apparitions de crises épileptiques.

A l'AUTOPSIE, atrophie de l'hémisphère cérébral gauche.

Enfin voici une observation qui nous semble positive, malgré l'absence d'asphyxie, en raison de la précocité des accidents :

OBS. 45. — *Hémiplégie droite. Epilepsie. Idiotie.*

Auguste R..., né en 1878, mort en 1890.

Hérédité paternelle. — Père bien portant, mais fils d'un alcoolique et d'une aliénée. Tante aliénée.

Hérédité maternelle. — Mère nerveuse, fille d'hystérique.

5 *enfants* : tous vivants. Notre malade est le 3e. Le 4e enfant a eu des convulsions aussitôt après la naissance et en a encore à 4 ans et demi.

Le malade. Accouchement à terme, pénible, durant 14 heures, pendant lequel la mère a eu 6 crises nerveuses sans qu'elle paraisse avoir été albuminurique. Pas d'asphyxie ni d'autres accidents immédiats. Dans les premiers jours de la vie l'enfant crie continuellement. Mis en nourrice. Premières convulsions à 6 mois, souvent répétées depuis, atteignant surtout le côté droit qui reste paralysé. Arriération mentale et épilepsie.

L'absence d'intoxication et de tares nerveuses accentuées chez les ascendants directs rend plus probable l'action du traumatisme obstétrical.

Nous pouvons maintenant avoir une vue générale de ce groupe que nous avons appelé *groupe des paralysies spasmodiques.*

Les deux sections — paralysie généralisée ou paraplégique, et hémiplégie — offrent une très remarquable ressemblance. Dans l'un comme dans l'autre, la proportion d'accidents de la parturition est de 38 pour 100 malades; et cette proportion est beaucoup plus élevée que dans tout autre groupe, l'étiologie obstétricale de l'idiotie n'atteignant que 18,8 pour 100, et celle de l'idiotie avec épilepsie atteignant 20,6 pour 100. — Il nous semble donc qu'au point de vue de l'origine obstétricale des accidents, rien ne distingue les deux sections que nous avons établies dans l'étude des paralysies spasmodiques, mais que ces paralysies spasmodiques méritent bien nettement d'être isolées des autres troubles mentaux de l'enfant en raison de leur fréquence beaucoup plus considérable.

Dans ce groupe unique ainsi caractérisé, nous trouverions les résultats suivant :

Sur *160 paralysés*, qui tous présentent en outre d'autres accidents cérébraux, imbécillité ou épilepsie, nous trouvons :

98 accouchements normaux,
62 accouchements anormaux,

dont 61 paraissant responsables des accidents ultérieurs, soit une proportion de *38 pour 100* :

14 accouchements prématurés.
7 applications de forceps.
1 version.
1 présentation au siège.
1 — de la face.
1 grossesse gémellaire.
11 accouchements spécialement longs.
36 circulaires du cordon avec asphyxie.
40 asphyxies à la naissance.
33 premiers nés.

Sur les 43 cas positifs dont nous avons relevé l'observation nous avons trouvé l'absence d'hérédité manifeste chez 7 d'entre eux, 12 étaient des descendants de dégénérés nerveux, 24 étaient nés de parents intoxiqués par l'alcool (23), la tuberculose (8), la syphilis (2), le paludisme (1), le plomb (1), ces dernières intoxications venant toutes, sauf une (tuberculose), compliquer l'alcoolisme.

CHAPITRE VI

Hydrocéphalies.

L'hydrocéphalie n'est qu'une lésion et une lésion rarement isolée, du moins dans les cas sur lesquels porte notre étude. Les symptômes les plus variés accompagnent cette lésion ou plutôt les lésions concomittantes de l'hydrocéphalie. Si donc nous avons conservé cette classe, c'est pour rechercher si les traumatismes obstétricaux ne seraient pas susceptibles d'avoir une influence spéciale sur le développement de sérosité à l'intérieur des ventricules cérébraux. Nous avons eu 28 observations sous les yeux, 21 malades étaient accouchés normalement, 7 avaient eu une naissance pénible qui semble avoir influé sur le développement de leur affection.

Voici quels accidents ont signaló ces 7 accouchements anormaux :

Dans 7 accouchement anormaux, nous relevons :

- 2 accouchements prématurés.
- 1 application de forceps.
- 4 accouchements prolongés avec asphyxie.
- 3 circulaires du cordon avec asphyxie.
- 3 asphyxies à la naissance.
- 5 enfants premiers nés.

Voici les 4 observations qui nous ont paru les plus intéressantes :

Obs. 1. — *Hydrocéphalie. Epilepsie. Parésie droite. Idiotie.*

C..., né en 1878, mort en 1888.

Hérédité paternelle. — Père cardiaque, malade au moment de la conception, mort par embolie. Fils de suicidé, buveur.

Hérédité maternelle. — Mère nerveuse, céphalées, crises de larmes.

7 *grossesses* : 5 enfants vivants et bien portants, sauf le malade qui est le 6e.

Le malade. Accouchement avant terme, à la fin du 8e mois ; circulaire du cordon. Pas d'asphyxie. A 5 mois, vertiges, à 8 mois convulsions, surtout à droite. L'épilepsie se caractérise progressivement. Parésie droite et imbécillité.

Autopsie. — Les hémisphères sont égaux, les 2 ventricules également dilatés, remplis de liquide.

Obs. 2. — *Hydrocéphalie légère. Diplégie spasmodique. Imbécillité.*

M..., né en 1878, mort en 1891.

Hérédité paternelle. — Nulle.

Hérédité maternelle. — Mère morte tuberculeuse.

Le malade, enfant unique. Accouchement normal à terme, long, pénible. Enfant né asphyxié et paralysé du côté droit. Arrêt de développement consécutif, jamais de convulsions. Le côté gauche présente une légère spasticité, moins forte qu'à droite.

Autopsie. — Hydrocéphalie légère. Hémisphère cérébral gauche atrophié. Sclérose du lobule paracentral.

Obs. 3. — *Hydrocéphalie. Idiotie.*

C..., né en janvier 1889, mort en novembre 1898.

Hérédité paternelle. — Père buveur.

Hérédité maternelle. — Mère hystérique ; crises nombreuses et fortes ; violente, migraineuse ; grand'mère buveuse.

Le malade, seul enfant ; crises de la mère pendant la grossesse. Accouchement à terme, long (27 heures), circulaires du cordon, asphyxie à la naissance. Tête grosse. Pas de troubles immédiats. A 3 mois, accidents méningitiques qui ont entravé le développement et marqué le début de l'idiotie.

Obs. 4. — *Hydrocéphalie. Idiotie.*

G..., né en 1877, mort en 1890.

Hérédité paternelle. — Père violent, alcoolique.

Hérédité maternelle. — Mère nerveuse, migraineuse. Fille d'alcoolique.

Le malade, seul enfant. Accouchement à terme, travail long, trois jours. Asphyxie à la naissance. Pas d'accidents immédiats. Arriération mentale. Hydrocéphalie unilatérale.

Donc sur 4 malades, 2 seulement sont fils d'alcooliques ou de tuberculeux.

La proportion de l'étiologie obstétricale dans l'hydrocéphalie est *de 25 p. 100*. Cette proportion est élevée, mais nous avouons que nos données sont bien restreintes pour nous permettre d'affirmer cette proportion. Nous avons voulu simplement donner des exemples d'hydrocéphalies consécutives à un accouchement anormal.

Idiotie myxœdémateuse.

Nous avons voulu, pour être complet, relever les particularités de la naissance des myxœdémateux ; mais l'étiologie obstétricale nous semble bien douteuse dans le myxœdème, et si l'accouchement est assez souvent anormal, c'est sans doute à cause du volume de l'enfant qui est myxœdémateux avant sa naissance.

Sur 9 myxœdémateux examinés, 5 étaient nés normalement, et 4 avaient subi des accidents obstétricaux, 3 sont nés avant terme, 1 a eu des circulaires du cordon avec asphyxie, 3 sont nés en état d'asphyxie

Cette observation prouvera que l'accouchement prématuré et la longueur du travail peuvent être bien plutôt les effets du myxœdème de l'enfant que les causes de ce myxœdème.

Obs. — *Myxœdème. Idiotie.*

Marie R..., née en 1871, entrée à 20 ans, morte en 1894.

Hérédité. — Père et mère sains. Quelques alcooliques et nerveux dans les ascendants et les collatéraux.

Grossesses : la malade est la 4e née de 5 enfants dont un seul est mort.

La malade. Accouchement à 7 mois. L'enfant était grosse. Travail long, pénible. Enfant gros, cyanosé. Pas de convulsions immédiates. Développement progressif des stigmates myxœdémateux.

Nous ne faisons pas entrer les cas de myxœdème en ligne de compte dans nos relevés généraux.

CHAPITRE VII

Influence relative de chaque anomalie de l'accouchement.

L'exposé des faits nous a montré quelle part revenait aux anomalies de l'accouchement, prises en bloc, dans la production de chaque affection cérébrale infantile. Il est maintenant utile d'examiner l'importance respective de chacune de ces anomalies et de chercher à déduire son influence pathogénique.

I. — Accouchement prématuré.

L'accouchement prématuré s'est produit 50 fois :

1° 24 fois chez les idiots, soit, par rapport aux 76 cas obstétricaux d'idiotie, dans une proportion de 30 pour 100 ;

2° 7 fois chez les idiots épileptiques, soit, par rapport à nos 42 cas d'idiotie avec épilepsie, dans une proportion de 16,6 pour 100 ;

4° 3 fois chez les épileptiques simples, soit, par rapport aux 15 cas obstétricaux d'épilepsie, dans une proportion de 20 pour 100 ;

4° 14 fois chez les paralysés, soit, par rapport aux 61 cas obstétricaux de paralysie cérébrale infantile, dans une proportion de 23 pour 100 ;

5° 2 fois chez les hydrocéphales, soit, par rapport aux 7 cas obstétricaux d'hydrocéphalie, dans une proportion de 28 pour 100.

Nous voyons que c'est chez les idiots simples que la naissance avant terme se rencontre en plus grande fréquence proportionnelle. Les paralysies en général n'arrivent qu'en 3ᵉ ligne dans l'échelle proportionnelle, si nous comptons les hydrocéphales ; dans la paraplégie de Little, la proportion, par rapport à 32 cas obstétricaux, est de 28 pour 100.

Que nous voilà loin des résultats annoncés par Van Gehuchten ! Selon lui, la naissance avant terme devait produire la contracture généralisée sans troubles cérébraux ; or, non seulement l'énorme majorité des prématurés ne présentent aucun accident spasmodique ultérieur, comme il est facile de le constater dans toutes les Maternités ; mais encore quand l'accouchement prématuré occasionne des accidents, c'est plus souvent à des idiots qu'à des spasmodiques qu'il donne naissance ! Nous ferons remarquer que si le petit nombre des hydrocépales examinés nous oblige à faire des réserves à leur endroit, il n'en est plus de même des idiots qui sont au nombre de 403, et des paraplégiques qui sont au nombre de 84. Nous sommes donc fondé à prétendre qu'il n'existe aucune relation spéciale entre l'accouchement prématuré et la Maladie de Little, puisque la naissance avant terme produit en proportions sensiblement égales des idiots, des épileptiques, des paraplégiques, des hémiplégiques ! L'explication de Van Gehuchten n'est qu'une ingénieuse théorie, que ne viennent appuyer ni les observations cliniques de Raymond et de tant d'autres, ni les présentes recherches étiologiques.

Si nous n'acceptons pas la théorie de Van Gehuchten, — à savoir l'arrêt de développement du faisceau pyramidal occasionné par l'interruption prématurée de la vie fœtale et occasionnant à son tour la contracture spasmodique, — sommes-nous en état de proposer à la place une autre explication ? Nous allons l'essayer, mais en donnant notre solution pour ce qu'elle est : une induction que tout au moins les faits ne contredisent pas.

A l'époque de l'accouchement à terme, le crâne de l'enfant n'est pas totalement ossifié ; il a la faculté de s'accommoder, par chevauchement de ses os, aux diamètres du bassin, accommodation et chevauchement qui ne vont pas sans une certaine compression du cerveau sous-jacent. Nous avons vu plus haut des exemples manifestes où le forceps, venant vaincre la résistance de ce crâne de 9 mois, détermine des traumatismes graves en relation causale évidente avec les accidents ultérieurs. Est-il besoin, au surplus, de rappeler le nombre de décès par hémorrhagie méningée occasionnée par ce traumatisme ? — Eh bien, n'est-il pas naturel de penser qu'un crâne de 7 à 8 mois, encore insuffisamment ossifié, n'offre qu'une protection précaire aux méninges et au cerveau qu'il recouvre ? La tête de l'enfant de 7 mois est plus petite que celle d'un enfant de 9 mois, c'est vrai ; mais pourtant quelle compression, quel traumatisme inévitable n'exercera pas sur cette boîte crânienne incomplète et trop malléable l'accouchement le plus normal ? C'est là, nous en sommes persuadé, qu'il faut chercher la raison capitale de l'influence de l'accouchement prématuré sur les troubles cérébraux ultérieurs. Nous n'échappons pas ainsi, il est vrai, à l'objection si justement soulevée contre Van Gehuchten : Pourquoi tous les accouchements prématurés ne sont-ils pas suivis d'accidents ?

A cela nous pouvons opposer trois raisons : d'abord le sort des prématurés est plus précaire que celui des enfants nés à terme ; M. Pinard l'affirme et les hôpitaux d'enfants fournissent chaque jour des exemples de prématurés morts au milieu de convulsions dans les premiers temps de leur vie extra-utérine. Rien ne nous interdit de voir dans ces convulsions et ces morts fréquentes la conséquence du traumatisme obstétrical. D'autre part, les compressions de l'accouchement s'exercent avec une infinie variété d'intensité et de modalité. La présentation, les parois osseuses du bassin, la résistance des tissus maternels, l'intensité des contractions utérines, la durée du travail sont autant de facteurs qu'il nous est à peu près impossible d'apprécier et qui pourront tantôt déterminer un traumatisme grave, tantôt ne produire aucun désordre. Enfin, et c'est là notre raison capitale, tous les nouveau-nés ne sont pas également susceptibles de faire des lésions intra-crâniennes ; certains ont une prédisposition spéciale. Nous rappelons simplement ici que, sur 30 prématurés dont nous avons relevé l'observation, 18 étaient issus de parents intoxiqués par l'alcool, la tuberculose, la syphilis, le plomb, etc.

Nous discuterons tout à l'heure l'importance, selon nous primordiale, de ces intoxications.

II. — Application du forceps.

Nous avons relevé 19 cas d'application de forceps dans les 201 cas d'accouchement anormal que nous avons retenus comme positifs. Soit une proportion de 9 p. 100.

Par rapport à la totalité des 900 malades examinés, nous trouvons que le forceps a été appliqué dans une proportion de 2 p. 100. Cette proportion est sensiblement égale à celle que nous trouvons dans les statistiques de M. Pinard ; 2,6 p. 100 enfants sortis vivants de la maternité Baudelocque. A ce simple examen, on pourrait conclure que la proportion d'enfants sains accouchés par le forceps étant la même que la proportion d'enfants malades accouchés par le même moyen, le forceps n'a pas d'influence sur le développement des troubles cérébraux.

Nous ferons observer d'abord que les statistiques de Baudelocque ne peuvent indiquer ce que deviennent les enfants extraits par le forceps après la sortie de la Maternité ; n'en est-il pas qui meurent à brève échéance ?

En outre, il faut tenir compte de ceci : qu'on retient dans les maternités toutes les femmes dont l'accouchement s'annonce mal et que les autres restent volontiers faire leurs couches chez elles après avoir été rassurées sur leur état ; et que d'autre part nombre de médecins de ville envoient à l'hôpital les femmes chez qui une intervention est nécessaire. Autant de causes qui augmentent le tant pour cent du forceps à l'hôpital, et dont on peut difficilement apprécier l'importance.

Toujours est-il que plusieurs de nos observations très caractéristiques établissent — après bien d'autres du reste — l'influence du forceps sur le développement des accidents cérébraux.

Nous relevons dans nos 76 cas d'idiotie obstétricale une proportion de 6,5 forceps p. 100, dans nos 57 cas positifs d'épilepsie une proportion de 10 forceps p. 100.

Dans 61 cas de paralysies spasmodiques obstétricales une proportion de 11,4 forceps p. 100.

Nous pouvons en conclure que le forceps détermine surtout des accidents paralytiques et mentaux, en seconde ligne des accidents convulsifs et mentaux, en troisième ligne des accidents uniquement mentaux.

Il n'est pas dans notre projet d'exposer de nombreuses raisons obstétricales pour lesquelles le forceps peut causer de profonds traumatismes sur la tête de l'enfant.

Nous voulons simplement rappeler que le forceps peut agir pour contusion directe aux points d'application, l'enfant étant dans ce cas tiré par un point unique au lieu d'être poussé par des contractions agissant sur la totalité du corps. Plusieurs de nos observations sont probantes sur ce point. Le forceps semble donc manifestement agir par traumatisme, et réaliser le maximum de traumatisme pour l'enfant. Au reste, nous n'en voulons comme preuve que les cas d'hémorrhagie méningée et de fracture du crâne couramment observés dans les maternités.

III. — Version podalique.

La version podalique fournit un faible contingent à la production d'accidents obstétricaux: Nous n'avons trouvé que 6 versions sur 201 cas, c'est-à-dire une proportion de 3 p. 100.

Par rapport au total de nos 900 malades, elle intervient dans 0,66 p. 100 des cas. Elle est pratiquée par M. Pinard dans la proportion de 0,50 p. 100 des accouchements d'enfants sains. Nous ne sommes pas surpris de la trouver en petite proportion dans la production des accidents cérébraux, car c'est sur la moelle qu'elle peut agir le plus souvent par élongation plus que sur le cerveau ; et quand l'élongation va jusqu'à la déchirure des tissus médullaires ou péri-médullaires, il y a bien des chances pour que la mort termine la scène avant que l'enfant puisse faire des accidents chroniques.

Pourtant, nous avons cité deux observations caractéristiques dans lesquelles la version podalique, accompagnée d'asphyxie à la naissance, était suivie à brève échéance de convulsions et de troubles cérébraux (Idiotie, obs. 15, et Paralysie, obs. 11). Il semble difficile, en de pareils cas, d'expliquer les accidents par un traumatisme direct; l'arrêt de la circulation par compression du cordon au cours des manœuvres de la version semble devoir être mis en cause.

A côté de l'action par traumatisme direct, que nous avions accusée dans les cas d'accouchement prématuré et d'application de forceps, apparait donc un nouveau mode d'action : l'asphyxie par obstacle à la circulation.

IV. — Présentations anormales

11 sièges et 3 faces, c'est-à-dire une proportion de 1,2 sièges pour 100 de nos 900 malades. Nous trouvons dans la statistique de Baudelocque 1,8 siège p. 100.

Nous ne voulons pas insister sur la présentation de la face ; les 3 cas sur 900 que nous avons relevés nous donnent une proportion identique à celle des présentations de la face chez des enfants sains. Mais les mères qui nous donnent des renseignements rétrospectifs peuvent facilement se tromper. Elles savent si leur enfant est né par le siège ou la tête, si on a mis le forceps ou pratiqué une version ; elles peuvent difficilement savoir si l'enfant s'est présenté par la face.

De même que dans la version podalique, il est difficile de soupçonner le traumatisme direct de la tête au cours des accouchements par le siège. La tête vient dernière, elle n'a aucun chemin à forcer, et elle reste peu de temps dans l'excavation. C'est encore l'asphyxie par obstacle à la circulation que nous devons rendre responsable des accidents ; et, de fait, dans les 4 observations que nous avons relevées, l'asphyxie a suivi l'accouchement et précédé les convulsions.

V. — Grossesse gémellaire.

Nous avons trouvé sur nos 900 malades 12 grossesses gémellaires, soit une proportion de 1,33 pour 100 malades. M. Pinard rencontre 22 grossesses gémellaires sur 1000 accouchements, soit 1,55 pour 100, Speyr (1895) évalue la proportion à 1 grossesse gémellaire pour 80 grossesses simples. Tous ces chiffres sont sensiblement égaux.

La grossesse gémellaire a été rendue responsable des troubles que nous étudions. Langdon Down insiste sur cette cause d'idiotie ; de même Cosati. M. Féré accepte cette cause dans l'étiologie des épilepsies : M. Brissaud admet, dans ses leçons de 1894, que les 2 jumeaux peuvent se gêner mutuellement dans leur évolution et que cette action mécanique peut amener la porencéphalie avec paralysie spasmodique ; il cite même, dans son cours, l'observation d'un jumeau paraplégique, mais sans attribuer la paraplégie à la gémelléité. Gœhbert, enfin, estime très précaire l'avenir des jumeaux et pense que 36,9 pour 100 jumeaux seulement atteignent la 20e année. En effet, nous avons vu plusieurs fois dans nos observations le frère jumeau de notre malade mourir dans les premiers mois de sa vie. D'autre part, nous avons relevé plusieurs cas positifs et précis d'accidents cérébraux (idiotie et épilepsie surtout) imputables à la grossesse gémellaire. Nous croyons donc que la gémelléité peut manifestement influer sur la production des troubles cérébraux ; mais le mécanisme de cette influence nous semble très complexe. Le mécanisme de la compression réciproque de la tête, invoqué par M. Brissaud, ne nous semble pas discutable. D'autres que nous en ont donné des exemples. De même le mécanisme de l'asphyxie par compression du cordon nous paraît devoir être accepté ; l'observation 17 (idiotie) où l'enfant naît asphyxique avec circulaire du cordon en est une preuve. Mais peut-être pouvons-nous aussi penser à une autre influence : les jumeaux, surtout les premiers nés, naissent souvent avant terme ; les statistiques de M. Pinard l'établissent amplement. Nous sommes disposé à admettre que, aux causes dystrophiques dues à la présence de 2 fœtus dans l'utérus, se joint l'influence nocive de l'accouchement avant terme, influence que nous avons considérée plus haut comme favorisant le traumatisme cérébral direct chez les prématurés.

VI. — Circulaires du cordon. Lenteur du travail.

Les circulaires du cordon non accompagnés d'asphyxie ne nous ont pas paru dignes d'être retenus. Ce n'est pas seulement parce que nous ne nous représentons nullement quelle influence peut avoir, sur la production d'accidents ultérieurs, les simples circulaires du cordon ne déterminant ni asphyxie ni convulsions; mais c'est surtout parce que nous manquons totalement sur ce point d'éléments d'information. Les mères ne peuvent presque jamais dire si l'enfant avait le cordon autour du cou; l'accoucheur ne les en avertit souvent pas. Nous n'avons donc pas voulu nous livrer à des recherches erronées et probablement inutiles.

Les circulaires du cordon, accompagnés d'asphyxie, sont au nombre total de 44, c'est-à-dire dans une proportion de 5 pour 100 par rapport à nos 900 malades, et dans une proportion de 22 pour 100 par rapport à nos 201 cas d'accouchement anormal. Il est impossible de ne pas attribuer un rôle manifeste à cet accident dans la production des troubles cérébraux, et le seul mécanisme qui puisse être invoqué est l'arrêt de la circulation fœtale.

Dans cet ordre de faits, une grosse donnée du problème nous échappe : ce sont les cas de procidence du cordon. Les mères ignorent presque toujours cet accident que souvent l'accoucheur méconnaît et qui semble le plus redoutable. Sans aucun doute une grande partie des cas d'accouchement long, avec asphyxie, nous donne le change sur ce point; mais nous ne pouvons que signaler l'erreur sans la préciser.

L'asphyxie consécutive au travail prolongé traduit une gêne de la circulation causée soit par la compression du cordon, soit par la compression directe du fœtus. Cet accident s'est rencontré 68 fois, c'est-à-dire dans une proportion de 75 pour 100 par rapport à nos 900 malades, et dans une proportion de 34 pour 100 par rapport à nos 201 cas d'accouchement anormal. Ces chiffres sont sujets à caution, puisque nous pensons que la compression ignorée du cordon procident charge lourdement la proportion.

Il est des cas — nous en avons cité des exemples — où le travail non accompagné d'asphyxie bleue a été cependant suivi de convulsions immédiates. Il semble qu'ici les accidents doivent être attribués au traumatisme direct de la tête sans interruption de la circulation.

En totalité, l'asphyxie de la naissance témoignant d'un obstacle à la circulation fœtale s'est produite 140 fois, c'est-à-dire dans 15 pour 100 des naissances de nos 900 dégénérés. Nous l'avons rencontrée dans 25 pour 100 de nos paralysies spasmodiques, dans 13 pour 100 des cas d'épilepsie, et dans 13 pour 100 des cas d'idiotie simple. Cet accident dans un accouchement, est donc d'un fort mauvais augure, surtout s'il est accompagné de convulsions.

VII. — Primiparité.

Langdon Down ayant trouvé que 24 pour 100 des idiots examinés par lui étaient le produit d'une première grossesse, conclut que la primiparité prédispose à l'idiotie, mais pour une raison inattendue : il incrimine l'émotion des parents nouveaux mariés. Il serait peut-être plus intéressant de chercher si la difficulté que rencontre le premier né à forcer la barrière que lui opposent les tissus maternels non encore distendus ne peut pas causer un traumatisme cérébral ou une asphyxie par compression prolongée.

Nous avons relevé dans ce but le numéro de naissance de nos 241 dégénérés chez qui nous avons rencontré une anomalie de l'accouchement. Nous avons trouvé 90 premiers nés pour 145 enfants de multipares (nous n'avons pu trouver de renseignements précis sur 6 d'entre eux).

La proportion des premiers nés de nos malades est donc de 37 pour 100 naissances.

Nous avons pu, d'autre part, relever la même donnée pour 209 malades pris sans aucune distinction ; nous avons trouvé 53 premiers nés pour 156 produits de multipares. C'est-à-dire une proportion de 26 premiers nés pour 100 malades.

Dans la statistique publiée par M. Pinard, nous trouvons 876 premiers nés sur 1990 naissances. La proportion est donc de 44 pour 100 naissances.

Ici, les chiffres ont leur valeur entière, mais encore faut-il interpréter leurs résultats obscurs au premier abord.

Il est né à Baudelocque 44 premiers nés pour 100 enfants ; Nous n'en trouvons à Bicêtre que 26 pour 100 malades ; cette proportion est à peu près la même que celle de Langdon Down (24 pour 100). Par contre, si nous interrogeons les cas obstétricaux, nous voyons la proportion monter à 37 pour 100.

Est-ce à dire que la primiparité serait plutôt favorable à l'enfant ? Nous ne le croyons pas. Fréquemment les premiers nés de nos malades sont des enfants naturels exposés à l'effrayante mortalité qui frappe ces malheureux pour des raisons purement sociales. Les enfants issus de grossesses multipares sont la plupart du temps des enfants légitimes ; il faut faire entrer cette importante donnée en ligne de compte. Au contraire, si nous ne considérons que les cas obstétricaux, nous voyons la proportion des premiers nés remonter sensiblement. Nous sommes autorisé à conclure que les premiers nés sont plus frappés que les autres par les accidents obstétricaux. Et le fait que la proportion des premiers nés parvenus au milieu de l'enfance est inférieure à la proportion des premiers nés sortis des maternités est bien de nature à appuyer notre déduction.

CHAPITRE VIII

Pathogénie. Influence des dystrophies héréditaires.

Dans son étude de l'hémiplégie spasmodique infantile, M. Marie écrit : « Dans les cas congénitaux, on constate souvent une durée exagérée du travail ou une présentation vicieuse. Y a-t-il dans ces cas hémorrhagie intracrânienne par stase sanguine ou par traumatisme cérébral ? C'est ce qu'il est difficile d'établir. » Nous ne saurions mieux poser le problème. Sa solution avait déjà préoccupé Little dont toutes les préférences sont pour la stase sanguine due à un arrêt anormal de la circulation fœtale, plutôt que pour le traumatisme cérébral.

Pour nous, nous serons moins exclusif; nous considérons les deux mécanismes comme parfaitement acceptables. En analysant l'influence de chaque anomalie de l'accouchement, nous avons accusé le traumatisme direct de la tête du fœtus dans la majeure partie des accouchements prématurés et des applications du forceps; même mécanisme peut se retrouver dans les cas de travail prolongé ou de grossesses gémellaires. Les accouchements par le siège, précédés ou non d'une version podalique, peuvent agir par élongation ou torsion de la moelle allongée ; c'est là un traumatisme d'ordre spécial, mais qui n'atteint presque jamais l'encéphale. Enfin l'immense majorité des cas de naissance accompagnée d'asphyxie par circulaire du cordon, compression du cordon, compression directe du fœtus relève du mécanisme de la stase sanguine.

Le traumatisme cérébral direct est capable de produire plusieurs sortes de lésions : la contusion de la substance cérébrale plus ou moins étendue, d'une part, et, d'autre part, le tiraillement, la déchirure des enveloppes crâniennes avec hémorrhagie méningée.

Kundrat admet un troisième mécanisme où le traumatisme direct et la stase sanguine locale entrent à la fois en jeu. Pendant le passage de la tête à travers la filière génitale, le chevauchement des pariétaux détermine une compression du sinus longitudinal supérieur suivie de reflux du sang dans les veines de la convexité du cerveau ; le reflux détermine la rupture des veines. Ce mécanisme, que Kundrat a établi sur des expériences positives, nous semble parfaitement vraisemblable.

La stase sanguine peut déterminer des hémorrhagies méningées, intracérébrales et ventriculaires; c'est un fait qui n'est plus à discuter et trouve chaque jour sa confirmation dans les autopsies pratiquées dans les Maternités. Quand l'hémorrhagie méningée ou ventriculaire est un tant soit peu abondante, il y a bien des chances pour que la mort immédiate s'ensuive; il nous semble que les malades destinés à survivre, mais exposés à tous les accidents cérébraux que nous avons étudiés, sont ceux qui ne font que des hémorrhagies capillaires intracérébrales. Un travail inflammatoire s'emparera, dans la suite, de ces petits foyers hémorrhagiques, et la sclérose, l'atrophie cérébrale, la méningo-encéphalite chronique en seront la conséquence. C'est ainsi déjà que Little envisageait l'évolution de ce processus.

L'anatomie pathologique peut-elle apporter à ces théories une base positive? Certainement non. Dans les premiers jours de la vie nous constatons des symptômes d'hémorrhagie intracrânienne ; si l'enfant meurt immédiatement, on découvre à l'autopsie les lésions caractéristiques de ces hémorrhagies ; mais si le malade survit et fait des accidents cérébraux chroniques, on ne trouve, quand il meurt deux, cinq ou dix ans plus tard, que des lésions extrêmement variées d'aspect qui font soupçonner la cause première des lésions, mais qui n'établissent pas entre les accidents une relation indiscutable. Les autopsies que nous avons brièvement relevées prouvent après bien d'autres combien nous manquons de certitudes.

Depuis la phrase de Little sur l'évolution des lésions hémorrhagiques, que nous avons plusieurs fois citée, la question n'a pas fait grands pas sur ce point.

Pouvons-nous espérer, après cette étude, avoir fixé ou même simplement abordé toutes les causes obstétricales capables de déterminer chez l'enfant des troubles cérébraux ultérieurs ? Certes non. Nous soupçonnons qu'il est toute une série de causes extrinsèques, dont l'action vient favoriser et compléter l'action du traumatisme obstétrical. Les infections de l'enfant, pendant les premiers mois, tiennent certainement une grande place dans l'évolution des accidents ultérieurs. Mais il est une cause qui nous a paru, au cours de nos examens avoir une influence importante, complexe, et particulièrement liée aux anomalies de l'accouchement. Nous voulons parler des dystrophies héréditaires imposées aux fœtus par les infections ou les intoxications des ascendants.

Nous avons, au cours de ce travail, publié 105 observations avec l'indication des tares héréditaires. Nous trouvons que sur ces 105 malades :

18 ne présentent pas de tare héréditaire appréciable ;
21 sont issus de dégénérés nerveux ;
64 sont issus de parents intoxiqués ou infectés.

La proportion des descendants de parents intoxiqués est de 61 pour 100 malades. Nous n'avons pas besoin de dire que ces 105 malades, surlesquels nous établissons notre proportion, ont été choisis pour leurs antécédants obstétricaux et nullement pour leurs tares héréditaires.

Chez ces 64 malades, fils d'intoxiqués, nous trouvons que :

L'alcool est	61	fois en cause.
Le plomb	6	—
La tuberculose	16	—
La fièvre palustre	4	—
La syphilis	2	—

Nous n'avons pas besoin de répéter pour la syphilis ce que nous avons dit plus haut, que la syphilis ne se découvre pas à moins qu'on ne la recherche particulièrement. Le contingent des syphilitiques ne peut donc être considéré que comme bien au-dessous de la vérité.

Quoi qu'il en soit, ces chiffres sont suffisamment probants pour nous permettre d'en tirer d'importantes conclusions. Sans aucun doute, l'intoxication des parents a dû combiner son action à celle du traumatisme obstétrical. Elle peut agir à 3 moments, et de 3 façons différentes :

1° *Avant la naissance.* — L'intoxication héréditaire peut provoquer ou tout au moins favoriser l'accouchement prématuré. — Nous savons que l'accouchement prématuré est d'ordinaire causé par l'insertion vicieuse du placenta, ou l'albuminurie maternelle, toutes causes que nous ne pouvons apprécier dans nos relevés. Mais l'action de la syphilis sur la naissance avant terme n'est plus à prouver depuis les travaux du Professeur Fournier, et les preuves s'accumulent chaque jour pour établir l'influence nocive de l'alcoolisme sur ce point. Nous ne pouvons pas y insister ; il nous suffira de rappeler que dans nos observations nous avons relevé 18 fois l'existence d'antécédents héréditaires toxiques, sur 30 prématurés.

2° *Pendant l'accouchement.* — L'intoxication héréditaire peut déterminer une fragilité spéciale des vaisseaux qui cèdent plus facilement à l'excès de pression du sang au cours du travail naturel ou anormal. Cette dystrophie héréditaire causée par l'intoxication des parents ne soulève plus d'objection : Morel, Sanson, Magnan et Legrain, Lancereaux, Sollier, Féré, pour ne citer que les principaux auteurs, sont unanimes à lui reconnaître cette influence.

3° *Après l'accouchement.* — Quand l'hémorrhagie est constituée et le traumatisme effectué, le tissu cérébral d'un enfant frappé par l'intoxication héréditaire réagira d'une tout autre façon que les éléments nerveux d'un enfant sain.

Un enfant né en état d'asphyxie et même présentant des convulsions ne fera pas forcément de la sclérose cérébrale ; il pourra résorber ses hémorrhagies et réparer les dégâts, comme nous le voyons chez l'adulte. Mais il ne le pourra que si une prédisposition morbide héréditaire ne détermine pas autour des points lésés une réaction inflammatoire qui aboutira, quelquefois à longue échéance, à l'atrophie des cellules cérébrales.

Tel est, selon nous, le triple mode d'action de l'intoxication héréditaire dans les anomalies de l'accouchement.

CONCLUSIONS

I. — Les anomalies de l'accouchement considérées en bloc (accouchement prématuré, application de forceps, version, présentation anormale, grossesse gémellaire, accouchement prolongé, circulaires et compression du cordon) exercent une influence manifeste sur le développement ultérieur de troubles cérébraux chez l'enfant. L'asphyxie de la naissance est fréquemment le premier symptôme par lequel se traduisent ces accidents, mais ce symptôme peut faire défaut, et les troubles n'apparaître qu'à lointaine échéance.

II. — L'idiotie simple, l'épilepsie, les paralysies spasmodiques, l'hydrocéphalie peuvent indifféremment être la conséquence de ces lésions obstétricales, sans qu'aucune anomalie spéciale puisse être rendue responsable d'accidents spéciaux.

L'arriération mentale, plus ou moins prononcée, existait chez tous les malades que nous avons examinés ; l'épilepsie simple est très souvent causée par les traumatismes obstétricaux.

III. — Si l'accouchement prématuré est responsable dans une forte proportion des accidents constatés, ce n'est pas pour la simple raison que le développement intra-utérin a été interrompu avant terme ; c'est plutôt parce que l'encéphale, ses vaisseaux et ses enveloppes, encore trop friables et insuffisamment protégés par le crâne mal ossifié, sont davantage exposés aux traumatismes inévitables de l'accouchement le plus normal.

Cette cause intervient pour une part dans les accidents de la grossesse gémellaire qui se termine fréquemment avant terme.

IV. — Sans que nous puissions l'affirmer formellement, il nous paraît que la primiparité expose davantage l'enfant au traumatisme obstétrical en raison de la plus grande résistance opposée à la sortie de la tête par l'organisme maternel.

V — Les anomalies de l'accouchement peuvent léser l'encéphale par 3 mécanismes :

1° Par contusion directe de la substance cérébrale ;

2° Par congestion partielle et rupture des vaisseaux intra-crâniens comprimés par le chevauchement des pariétaux (Kundrat) ;

3° Par congestion générale du système veineux occasionnée par un obstacle à la circulation fœtale ; dans ce cas les hémorrhagies capillaires intra cérébrales semblent être plus efficaces que les hémorrhagies méningées.

VI. — Dans presque tous les cas étudiés, nous avons constaté l'existence d'une hérédité paternelle ou maternelle très chargée. Nous sommes conduit à penser que toutes les intoxications en général, et en particulier les intoxications par l'alcool, la tuberculose et la syphilis, sont susceptibles :

1° D'intervenir dans la production de l'accouchement prématuré ;

2° De déterminer une friabilité pathologique des tissus et des vaisseaux éminemment favorable à la production des accidents en cause ;

3° De créer autour des lésions constituées une réaction

inflammatoire spéciale qui aboutit le plus souvent à la sclérose et à l'atrophie cérébrales.

VII. — En résumé, les troubles cérébraux de l'enfant consécutifs à l'accouchement anormal, sont imputables au traumatisme cérébral direct et aux hémorrhagies intracrâniennes par congestion; ces lésions sont préparées, favorisées et complétées par l'action des dystrophies héréditaires.

INDEX BIBLIOGRAPHIQUE

Bourneville. — Recherches sur l'épilepsie, l'hystérie et l'idiotie. *Compte rendu du service des enfants de Bicêtre*, année 1889 à 1898.

Brissaud. — *Leçons cliniques de 1894.*

Brissaud. — Article Encéphalopathie de l'enfance. In *Traité de médecine Charcot-Bouchard.*

Bourneville et **Brissaud**. — *Archives de neurologie*, 1880.

Chambard. — Article Idiotie du *Dictionn. encyclopédique.*

Chaslin. — Article Idiotie, in *Traité des Mal. de l'enfance* de GRANCHER, MARFAN.

Cotard. — *Étude sur l'atrophie cérébrale.* Th. Paris, 1868.

Cruveilhier. — *Atlas d'Anatomie.*

R. Cestan. — *Le Syndrome de Little.* Th. de Paris, 1899.

Crischton Browne. — *Journal of medecine Society*, 1860.

Dazouet. — *Traité des maladies mentales*, 1876.

D'Astros. — *Les hydrocéphalies*, 1897.

Debierre. — *L'hérédité normale et pathologique*, 1897.

Esquirol. — *Traité des maladies mentales.*

Freud. — *Neurogl. Centralblatt*, 1898.

Freud. — *Die infantils Cerebrallähmungen.* Wien, 1897.

Féré. — *Les épilepsies.*

Féré. — *La famille nécropathique.*

Griesinger. — *Traité des maladies mentales.*

Ireland. — *Idiocy and Imbecillity.*

Jendrassik et **Marie.** — Pathogénie de la sclérose lobaire. *Archives de physiologie*, 1895

Kundrat. — *Wien. klin. Woch.*, 1890, n° 46.

Langdon Down. — *On someof the mental affections of Childhood and South.*, 1887.

Little. — *De l'influence de l'accouchement difficile sur l'état mental et physique de l'enfant.* Mémoire à la Société obstétricale de Londres, 1862.

Lannois. — *Revue de médecine*, 1893.

Le Meiguen. — Thèse de Paris, 1897.

R. Mitschell. — *Transact. of the Soc. of London*, 1862.

Marfan. — Hémorrhagies méningées. *Traité des maladies de l'enfance*, vol IV.

Magnan et **Legrain.** — *Les dégénérés*, 1895.

Marie. — Hémiplégies spasmodiques in *Dict. encyclopédique.*

Naef. — Thèse Zurich, 1885.

Page défloué
t. s. v. p.

Piper Hermann. — *Zur Histologie der Idiotie*, Berlin, 1893.
Pinard et Lepage. — *Statistiques de la Maternité Baudelocque*.
Pinard. — *Leçons cliniques*, 1893.
Ranke. — *Ueber Cerebralekinderlähmung*, 1886.
Raymond. — *Leçons cliniques*, 3e série.
— Maladies de la moelle. *Leçons de Lariboisière*.
Ross. — On the spasmodic Paralysis of Infancy. *Brain*, 1882-1883.
Ribot. — *L'hérédité*.
Richardière. — *Scléroses encéphaliques primitives de l'enfance*. Thèse Paris, 1885.
— Sclérose cérébrale, art. du *Traité des maladies de l'enfance*.
Rosenthal. — Thèse Lyon, 1892.
Sanson. — *L'hérédité normale et pathologique*, 1893.
P. Simon. — Maladie de Little. In *Traité des maladies de l'enfance*.
Schüle. — *Traité clinique des maladies mentales*. Tr. DAGONET, 1888.
J. Voisin. — *L'Epilepsie*.
— *L'Idiotie*, 1893.
Wulff. — *Allg. Zeitung für Psychiatrie*, 1892.
Van Gehuchten. — *Journal de neurologie*, 1897-1898.
— *Revue neurologique*, 1897.

TABLE DES MATIÈRES

	Pages
AVANT-PROPOS	5
CHAPITRE Ier. — *Historique et définition du sujet*	9
CHAPITRE II. — *Résultats généraux*	17
CHAPITRE III. — *Les idioties*	20
CHAPITRE IV. — *Les épilepsies*	36
CHAPITRE V. — *Les paralysies spasmodiques*	47
A. — Paralysies spasmodiques généralisées ou paraplégiques	52
B. — Hémiplégies spasmodiques infantiles	65
CHAPITRE VI. — *Hydrocéphalies*	74
Myxœdème	77
CHAPITRE VII. — *Influence relative de chaque anomalie de l'accouchement*	[illegible]
Accouchement prématuré	
Application du forceps	
Version podalique	83
Présentations anormales	84
Grossesse gémellaire	84
Circulaires du cordon. Lenteur du travail	86
Primiparité	87
CHAPITRE VIII. — *Pathogénie. Influence des dystrophies héréditaires*	90
CONCLUSIONS	95
INDEX BIBLIOGRAPHIQUE	98

IMPRIMERIE A.-G. LEMALE, HAVRE

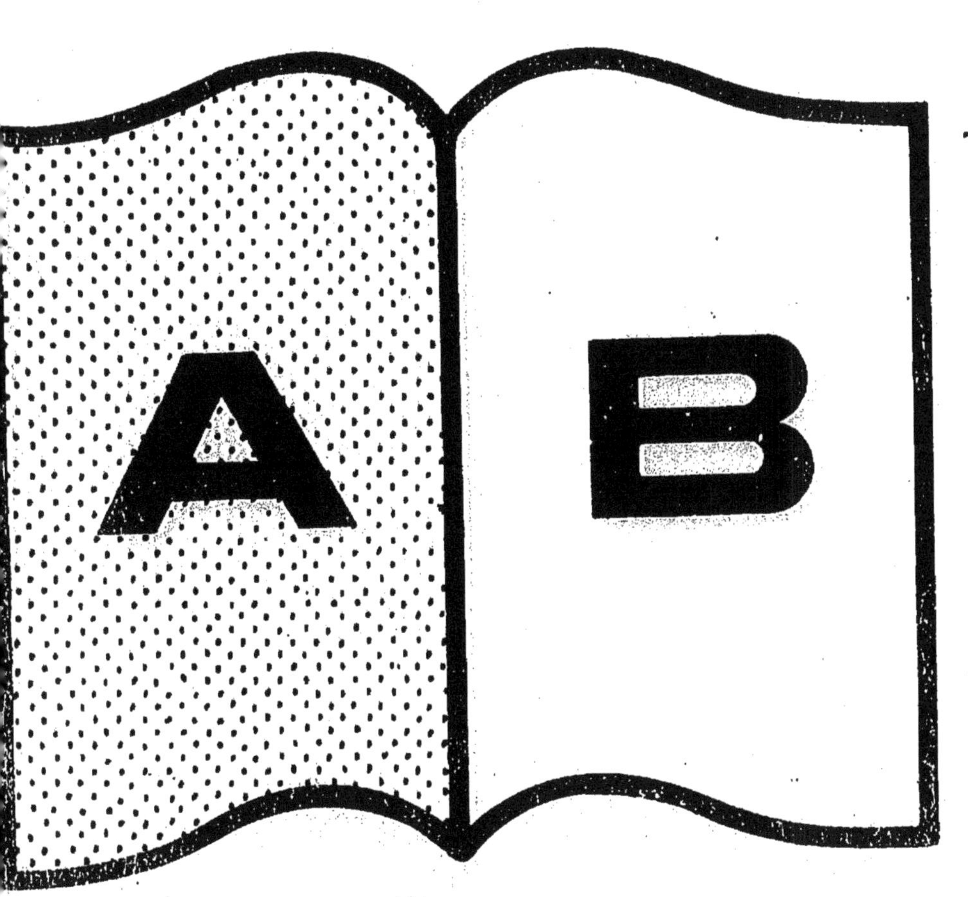

Contraste insuffisant

NF Z 43-120-14

www.ingramcontent.com/pod-product-compliance
Ingram Content Group UK Ltd.
Pitfield, Milton Keynes, MK11 3LW, UK
UKHW020250220726
13923UKWH00002B/876